Beyersdorff

Biologische Wege zur Krebsabwehr

Biologische Wege zur Krebsabwehr

Komplementäre,
ganzheitliche
Krebstherapien

Von Dietrich Beyersdorff

Mit 8 Abbildungen

10., vollständig überarbeitete Auflage

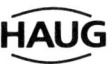

Karl F. Haug Verlag · Heidelberg

Die Deutsche Bibliothek – CIP-Einheitsaufnahme

Beyersdorff, Dietrich:
Biologische Wege zur Krebsabwehr : Komplementäre, ganzheitliche
Krebstherapien; mit 8 Abbildungen / von Dietrich Beyersdorff –
10., vollständig überarbeitete Auflage
Heidelberg : Haug, 1999
    ISBN 3-8304-2007-2

© 1999 Karl F. Haug Verlag, Hüthig GmbH, Heidelberg

ISBN 3-8304-2007-2

Lektorat: Dr. Elvira Weißmann-Orzlowski
Umschlagfoto: Fotodisk
Umschlaggestaltung: WSP Design, 69120 Heidelberg
Satz und Bearbeitung: IPa, 71665 Vaihingen/Enz
Druck und Verarbeitung: Westermann Druck, Zwickau

Inhalt

Alphabetische Auflistung der häufigsten Krebsarten

Warum dieses Buch?

Unverändert hoch ist die Nachfrage nach diesem Buch. Das zeigt, wie groß das Bedürfnis nach Information und Ratsuche ist. Viele Leser haben das Buch wegen seiner sachlichen und verständlichen Darstellung gelobt: „Endlich sagt uns jemand, was wir tun können", bedankten sich viele Betroffene.

Für den Verlag und den Autor war dieses Vertrauen Anlaß, das Buch für die 10. Auflage gründlich zu überarbeiten und auf den neuesten Stand zu bringen. Durch eine sorgsame Darstellung der Chancen und Mittel soll es Patienten und Angehörigen helfen, sich in dem wachsenden Angebot von Therapiemöglichkeiten zurechtzufinden. Gerade der Krebsarzt braucht den informierten, mündigen Patienten, der die Behandlung überzeugt mittragen kann.

Wer ehrlich über Krebs informieren will, kann leider die noch unbefriedigenden Behandlungsergebnisse bei einigen Krebsarten nicht verschweigen. Betroffene sollten bedenken, daß sich statistische Angaben meist auf konventionelle Therapien beziehen und daß es Durchschnittszahlen sind. Im Einzelfall kann das ganz anders sein. Es gibt viele Patienten, die trotz scheinbar schlechter Prognose gut mit ihrer Erkrankung zu leben lernten und geheilt wurden - vor allem, wenn sie ergänzende Behandlungen durchführten und selbst an der Genesung mitwirkten.

Biologische Krebstherapien sind eine wichtige, unterstützende Heilhilfe. Oft kann erst mit einer Kombination konventioneller und biologischer Therapien wirksam geholfen werden. Deshalb wird in diesem Buch auch auf die schulmedizinischen Therapien eingegangen.

Es stimmt hoffnungsvoll, daß wissenschaftlich orientierte Ärzte und ganzheitlich behandelnde Therapeuten immer mehr aufeinander zugehen und zum Wohle des Patienten zusammenarbeiten.

Möge dieses Buch Ihnen helfen, den richtigen Weg zu finden!

Hamburg, im August 1999   *Dietrich Beyersdorff*

Vorwort
von Dr. med. Josef Issels

Kann das Krebsproblem mit einer unspezifischen, nicht allein gegen den Tumor gerichteten, ganzheitlichen Therapie gelöst werden?

Eine solche Frage kann nur von einem „unkonventionellen", also ganzheitlich denkenden und handelnden Arzt gestellt werden, der – wie ich – von der Chirurgie über die Behandlung chronischer Krankheiten eher zwangsläufig als gewollt zur internen Krebsbehandlung kam. Darum muß es gerade auch ihn verwundern, daß Krebsforschung und Krebstherapie noch weitgehend auf der konventionellen, lokalistischen Hypothese über die Krebsentstehung beruhen. Sie sagt: „Krebs entsteht in einem bis dahin gesunden Körper".

Wir alle wissen, daß diese Annahme nicht zur Lösung des Krebsproblems geführt hat. Dabei haben schon die Nobelpreisträger Professor Domagk und Ehrlich vor Jahrzehnten erkannt, daß vor der Tumorentstehung eine Schädigung der körpereigenen Abwehrmechanismen stehen muß, daß der Tumor also nicht Ursache, sondern Produkt und Symptom einer allgemeinen Krebskrankheit ist. Auch die therapeutischen Konsequenzen hat Professor Domagk aufgezeigt: „ ... die unspezifisch und spezifisch wirkenden Abwehrkräfte müssen wir in Zukunft in unsere therapeutischen Möglichkeiten mit einbeziehen; denn aus der schon entwickelten Tumorzelle wird ein fortschreitender Krebs erst dann, wenn die Abwehrkräfte des Körpers zusammenbrechen."

Das heißt also: Der Wiederaufbau der beim Krebskranken durch vielschichtige Faktoren gestörten Reaktions- und Abwehrlage ist der Beseitigung des Tumors gleichzuordnen. Somit muß neben die symptomatische, allein auf den Tumor gerichtete Therapie eine ganzheitliche Basistherapie treten. Diese Therapie ist als ergänzende, nicht als alternative Krebsbehandlung anzusehen. Ihre grundsätzliche Aufgabe besteht darin, die Voraussetzung zur Turmorbildung zu beseitigen. Das blockierte oder geschädigte Abwehrsystem des menschlichen Körpers muß normalisiert werden, so daß es fähig wird, Krebszellen selbsttätig zu erkennen und abzubauen.

Auch Mittel zur Immunstärkung können das nicht alleine leisten. Denn die Abwehr ist ein komplexer Mechanismus, eine Leistung der Gesamtheit des Organismus und damit ein ganzheitliches Geschehen. Man darf sich also nicht wundern, daß die tumor-spezifische Abwehr nicht ausreichend reagiert, wenn nicht gleichzeitig das gesamte Abwehrpotential vollständig regeneriert, also normalisiert worden ist.

Darum kommen wir nicht umhin, als Grundlage einer erfolgreichen Immuntherapie des Krebses auch jene Ursachen zu beseitigen, die zu einer Abwehrschwächung führen – nämlich Störungen im Stoffwechsel und anderen Regulationssystemen sowie nicht zuletzt auch psychisches Fehlverhalten.

Gerade bei der Krebskrankheit genügt nicht das naturwissenschaftlich „exakte" Wissen. Wir müssen vor allem wieder die geistig-seelischen Eigentümlichkeiten des Kranken zu erkennen und zu berücksichtigen lernen. Wir müssen zu verstehen suchen, warum gerade seine Individualität die „Entartung" seiner zunächst normalen Zellen zuließ und warum das harmonische Zusammenwirken aller Körperzellen in eine lebensgefährliche Disharmonie umschlagen konnte.

Dann können auch die Abwehrkräfte des Patienten mit Hilfe des ganzheitlich denkenden und handelnden Arztes reaktiviert werden zu Heilkräften, die eine Wiederherstellung der gestörten Harmonie bewirken können.

Bad Wiessee   *Dr. med. Josef Issels* (verstorben 1997)

Geleitwort
von Professor Dr. Albert Landsberger

Obwohl in der Fachliteratur über Krebs in den letzten Jahrzehnten immer wieder von bedeutsamen Erfolgen berichtet wurde, kann dennoch nicht von einem zufriedenstellenden Stand der Krebsbekämpfung gesprochen werden – auch wenn neuere internationale Statistiken zeigen, daß mehr Kranke wie früher geheilt werden können. Die oft versprochene „Trendwende" zeichnet sich leider noch nicht ab.

So ist es verständlich und auch dringend notwendig, daß dem Immunsystem, also der körpereigenen Abwehr gegen Krebs, immer mehr Aufmerksamkeit gewidmet wird – ein Therapieansatz, der noch vor wenigen Jahren heftig geleugnet und auch bekämpft worden ist.

Viele gute Erfahrungen und klinische Studien konnten zeigen, daß zahlreichen Betroffenen mit biologischen Mitteln in einem deutlichen Ausmaß geholfen werden kann. Und wenn in Studien mit chemischen Mitteln in letzter Zeit über bessere Erfolge berichtet wird, so ist dies sicher zu einem nicht geringen Teil auf die gleichzeitige Anwendung biologischer Mittel zurückzuführen, von denen der Klinikarzt nichts weiß.

Nach Umfragen nehmen über die Hälfte aller Krebskranken ergänzende biologische Mittel. Die sich daraus ergebende Besserung ihres Zustandes wird leider nur zu oft ignoriert oder auch falsch verbucht. Man ist gern und schnell bereit, einer konventionellen Therapie Erfolge zuzuschreiben, aber kaum geneigt, den biologischen Therapieformen diese Anerkennung zuzuerkennen. Objektivität und Aufrichtigkeit aber sind wichtige Voraussetzungen bei einer Sichtung und Beurteilung aller medizinischen Möglichkeiten, die gegen Krebs helfen können.

Weitere Verbesserungen im Kampf gegen den Krebs sind dringend notwendig, von der Früherkennung bis zur ganzheitlichen und langfristigen Nachbehandlung. Verbesserungen können aber nur wirksam werden, wenn nicht an Dogmen festgehalten wird und keine Energien im Kampf gegeneinander verbraucht werden, sondern nur dann, wenn alle Richtungen in der Krebsbekämpfung objektiv, ehrlich und offen zusammenwirken.

Dafür setzt sich die Gesellschaft für Biologische Krebsabwehr ein. Unseren Bemühungen ist es zu danken, daß immer mehr Betroffene den Weg zu einer biologischen Nachbehandlung finden. Bei Ärzten in Kliniken und Praxen wächst die Bereitschaft, sich zusätzlichen Behandlungsverfahren zuzuwenden. Das Zeitalter der biologischen Krebsabwehr hat längst begonnen, auch wenn es noch nicht alle zur Kenntnis genommen haben.

In der biologischen Krebsabwehr sehen wir einen erfolgversprechenden Weg, wie den Betroffenen schon jetzt besser und wirksamer geholfen werden kann. Möge dieses Buch für Therapeuten und Betroffene mit dazu beitragen, daß dieser neue Weg mehr Beachtung und Unterstützung findet und daß er auch begangen wird – zum Wohle der Kranken.

Professor Dr. med. *Albert Landsberger*
Gründungspräsident der
Gesellschaft für Biologische Krebsabwehr

Was ist Krebs?

„Eine Körperzelle, die sich bösartig verändert und schrankenlos wuchert, muß einen Körper finden, der dies zuläßt."

Dieser Satz ist auf vielen Tagungen über neue Wege in der Krebsbekämpfung zu hören. Er umschreibt ziemlich genau das ganze Krebsproblem: Die Krankheit beginnt in einer einzelnen Zelle. Diese verändert sich, löst sich aus dem Zellverbund, der den Organismus bildet. Sie hält sich an keine Regeln mehr, wird sozusagen asozial. Und wenn der Organismus nicht aus eigener Kraft stark genug ist, diesen Amoklauf zu stoppen, dann tötet die wuchernde Zelle den Körper, dem sie entstammt – allerdings auch sich selbst.

Ein sinnloser Vorgang, so scheint es. Warum läßt die Natur das zu? Warum entartet eine Zelle? Warum mobilisiert der Körper oft zu wenig Abwehrkräfte? Wie könnte man ihm dabei helfen?

Das sind Fragen, die sich im Lichte neuer Erkenntnisse beantworten lassen. Schritt für Schritt soll das geschehen. Und es läßt sich auch eine Vorausschau wagen: Krebs muß keineswegs jene schicksalhafte, unheimliche, unabwendare Geißel sein, als die diese Krankheit empfunden wird. Wie andere Leiden, so werden sich auch Geschwulstleiden erfolgreich bekämpfen, zurückdrängen, verhindern lassen. Von „besiegen" sollte man nicht reden. Das hat die Medizin noch bei keiner Krankheit geschafft. Weder sind Pest noch Cholera „besiegt", noch sind es andere wie Tuberkulose, Kinderlähmung oder Lungenentzündung, die zusammen noch vor wenigen Jahrzehnten mehr Opfer forderten, als der Krebs heute. Aber sie haben ihren Schrecken verloren. Sie sind selten geworden und so häufig heilbar, daß sich mit ihnen leben läßt.

Beim Krebs geht es bisher nur schrittweise voran. Aber in den 15 Jahren, die zwischen der 1. Auflage dieses Buches (1984) und der nun 10. Auflage vergangen sind, haben die Heilungsraten bei Frauen von 44 auf 49 Prozent und bei den Männern von 25 auf 37 Prozent zugenommen.

In den letzten Jahren haben sich neue, verheißungsvolle Therapieansätze ergeben. Eine der Trumpfkarten in diesem Kampf gegen den Krebs heißt komplementäre, erweiterte Krebstherapie und ganzheitliche Nachbehandlung. Hier liegen denn auch die Schwerpunkte dieses Buches. Um die aufgezeigten Möglichkeiten zu begründen und verständlich zu machen, sollen zunächst die Fragen „Was ist Krebs?" und „Wie entsteht Krebs?" so beantwortet werden, wie es nach dem heutigen Stand des Wissens möglich ist. Die erste Frage nach dem „Was" ist hauptsächlich eine Bestandsaufnahme, und zwar nicht immer eine erfreuliche. Sie handelt auch von Versäumnissen, von Vorurteilen und falschen Wegen. Beginnen wir mit den tröstlichen Aspekten:

Krebs nimmt kaum zu

Erst unserer Generation ist diese Krankheit richtig ins Bewußtsein getreten. Um 1900 gingen nur rund vier Prozent aller Sterbefälle auf Krebs zurück – wobei das Leiden in vielen Fällen sicher nicht richtig diagnostiziert worden ist. Seit 1970 liegen die Zahlen fast unverändert bei etwa 25 Prozent. Auf den ersten Blick mußte man es so deuten: Hier nimmt eine Krankheit explosiv zu, breitet sich aus wie eine Epidemie. Daß das nicht ganz so ist, zeigen neue Untersuchungen.

Als erster hat der Berliner Professor Oeser den Alarmrufen vom Krebs als einer Epidemie widersprochen. Er hat sich nicht nur die absoluten Zahlen angesehen. Er ermittelte die Sterblichkeit per Altersjahrgang und verglich die verfügbaren Zahlen von früher mit denen von heute. Dabei stellte sich heraus, daß um 1900 von den 30- bis 40jährigen prozentual ungefähr genau so viele an Krebs erkrankten wie heute. Das gleiche gilt für die 40- bis 50jährigen, für die 50- bis 60jährigen und so fort.

Und noch etwas zeigt sich: Es gibt Krebsarten, die absolut und prozentual zugenommen haben. Das gilt beispielsweise für den Lungenkrebs, den Brust- und den Darmkrebs. Dafür haben andere Krebsarten abgenommen, so der Magenkrebs oder das Zervix-Karzinom (der Krebs am Gebärmuttermund). Insgesamt – für alle Krebsarten – gleicht sich die Zahl der Erkrankungen wieder aus. Die Veränderungen sind sicher ein Hinweis dafür, daß Umwelteinflüsse bei der Krebsentstehung eine Rolle spielen, beispielsweise die Ernährung. Da die Gesamtzahl der Erkrankungen aber annähernd gleich bleibt, spricht es auch dafür, daß andere „Auslöser" mindestens eine gleich große Rolle spielen, etwa die Veranlagung oder das Alter.

Die gleichbleibende Tendenz bei den Krebserkrankungen ist inzwischen mit genaueren Zahlen in den USA, in England und in Hamburg bestätigt worden. Auch in den Berichten der Bundesregierung zur Krebssterblichkeit wird das deutlich. Hier sind die Zahlen ab 1952 miteinander verglichen worden, und zwar ebenfalls aufgeschlüsselt nach Altersjahrgängen. Dabei ergibt sich bei den Frauen eine Abnahme der Krebssterblichkeit um vier Prozent, bei den Männern (Raucher) eine Zunahme um vier Prozent, insgesamt also ein Stillstand.

Der Schreckensruf: „Immer mehr Menschen erkranken und sterben an Krebs" stimmt also bei genauerer Betrachtung nicht. Nur in absoluten Zahlen trifft das zu. Der Grund dafür ist logisch: Es gibt immer mehr ältere Menschen. Zu Beginn unseres Jahrhunderts betrug der Anteil der über 65jährigen an der Gesamtbevölkerung etwa 5 Prozent, jetzt sind es fast 15 Prozent.

Krebs ist eine Alterskrankheit

Professor Bauer, bis zu seinem Tod der führende deutsche Onkologe, hat einmal gesagt: „Krebs ist der Preis dafür, daß wir älter werden als die Menschen im Mittelalter." Auf Kongressen ist auch häufig zu hören: „Jeder Mensch würde an Krebs erkranken, wenn er nur alt genug würde". Dieser Satz muß keineswegs eine beängstigende Vorstellung sein. Er besagt nur, daß viele Menschen aus anderen Gründen sterben, bevor sie ihr „Krebsalter" erreichen. Und da Frauen durchschnittlich jetzt schon 78 Jahre alt werden (Männer knapp 74), liegt das „natürliche" Erkrankungsalter bei häufigen Krebsarten ziemlich hoch.

Zwar können auch jüngere Menschen Krebs bekommen, ja sogar Kinder. Doch das sind, wie bei anderen Altersleiden auch, Ausnahmen – es sind weniger als fünf Prozent aller Fälle. Und sicherlich erkranken viele Menschen früher, als es eigentlich sein müßte. Da wirken sich Ursachen aus, über die später gesprochen werden soll. Die häufigsten Krebsarten treten nach wie vor erst im letzten Lebensdrittel auf. Von den Menschen, die einem Tumorleiden erliegen, sind 80 Prozent über 60 Jahre alt, über die Hälfte schon über 70 Jahre.

Der angsteinflößende Alarmruf: „Jeder fünfte stirbt an Krebs", verliert von seinem Schrecken, wenn man ihn in diesem Zusammen-

Die häufigsten Krebsarten treten nach wie vor erst im letzten Lebensdrittel auf

hang sieht. Richtig müßte es heißen: „Jeder fünfte, der stirbt, stirbt an Krebs." Da die Gesamtsterblichkeit der Menschen nun mal 100 Prozent beträgt, haben bösartige Neubildungen mit rund 25 Prozent zwar einen deutlichen, doch nicht den höchsten Anteil an den Todesursachen. Der Herzinfarkt beispielsweise tritt in viel jüngeren Jahren auf. Und zusammen mit dem Schlaganfall ist er die Ursache für jeden zweiten Todesfall.

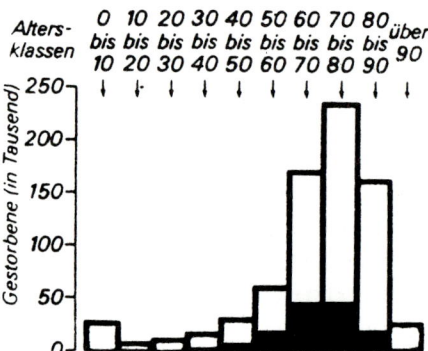

Abb. 1: Sterbefälle in der Bundesrepublik Deutschland
Die Säulen zeigen die Gesamtzahl der jährlichen Todesfälle, jeweils für die Altersklassen. Geschwärzt ist in diesen Säulen der Anteil der Sterbefälle durch Krebs. Hier wird deutlich, warum die Aussage: „ Jeder fünfte stirbt an Krebs" unnötig verängstigt. Sachlicher muß es heißen: „Bei jedem fünften Gestorbenen war Krebs die Todesursache." Die Aufschlüsselung nach Altersklassen zeigt auch, daß Krebs zu den Alterskrankheiten gerechnet werden muß.
Quelle: Bild der Wissenschaft, 12/79

Immer mehr Heilungen

Noch immer ist in Presseberichten und Todesanzeigen von einer „unheilbaren" Krankheit zu lesen. Dabei können einzelne Krebsarten heute schon mit einer weit höheren Erfolgsrate geheilt werden als andere Leiden. Außerdem: wer bedenkt die psychischen Auswirkungen auf Betroffene, wenn man von „unheilbar" spricht? Gegenwärtig liegt die durchschnittliche Heilungsquote bei etwa 45 Prozent und zwar für alle Krebsarten. Nach dem Pessimismus der letzten Jahre mehren sich wieder optimistische Stimmen.

Fortschritte sind unverkennbar. Es leben zehntausende von Kindern unter uns, die ihre Krankheit überstanden haben. In jeder Gruppe von mehr als 30 älteren Frauen müßte (statistisch) eine dabei sein, die eine Krebsbehandlung hinter sich hat. Bei den Kindern liegen die Heilungserfolge inzwischen zwischen 60 und 90 Prozent. Brustkrebs kann durchschnittlich (alle Stadien) zu über 50 Prozent, in Frühstadien bis zu 90 Prozent geheilt werden. Auch die fünfjährige Überlebensrate bei Darmkrebs liegt – mit steigender Tendenz – bei über 50 Prozent. Haut- und Hodenkrebs weisen bei Früherkennung 80- bis 90prozentige Heilungsraten auf. Das Zervix-Karzinom, der Krebs am Gebärmuttermund, könnte fast zu 100 Prozent geheilt werden, wenn mehr Frauen die Früherkennungsuntersuchung mitmachen würden.

Die Gesamtbilanz der Krebstherapie wird leider immer noch getrübt durch die erst spät erkennbaren Tumorleiden. Dazu gehören das Bronchialkarzinom oder andere Organkrebse, wie der am Magen, an den Harnwegen, an Gebärmutter und Eierstock, an der Leber und der Bauchspeicheldrüse. Hier sind in den letzten 20 Jahren nur geringe Fortschritte erzielt worden. Zunehmende Erfolge beginnen sich jedoch auch hier abzuzeichnen.

Geschürte Ängste

Die Furcht vor Krankheit und Tod ist ein natürlicher Begleiter des Menschen. Einerseits dient sie als Schutzfaktor, bewahrt sie uns doch vor zuviel Leichtsinn und Waghalsigkeit; andererseits kann sie lähmen. Sie hindert uns daran, das Vernünftige rechtzeitig zu tun. Krebs ist dafür ein Beispiel. Die Untersuchung einer Genfer Selbsthilfegruppe ergab, daß mehr als die Hälfte aller Frauen, die bei sich selbst einen Knoten in der Brust getastet hatten, noch drei Monate lang den Gang zum Arzt hinauszögerten. „Angst, Depression und Selbstmordgedanken überkommen die Frauen, denen ein Knoten in der Brust Gefahr ankündigt", heißt es in der Studie. Seit diese Selbsthilfegruppe damit begonnen hat, sich schon vor der endgültigen Diagnose und der Klinikeinlieferung um solche Betroffenen zu kümmern, konnten tiefe Depressionen weitgehend abgebaut werden – ein gutes Beispiel für eine sinnvolle Aufklärung und Betreuung.

Denn beim Krebs wurde und wird leider immer noch die Angst leichtfertig geschürt. Das Gerede von der „unheilbaren Krankheit"

Die Furcht vor Krankheit und Tod ist ein natürlicher Begleiter des Menschen

gehört dazu, ebenso die Aussage „jeder fünfte stirbt an Krebs". Die Alarmrufe sollen zur Teilnahme an den Krebs-Vorsorge-Untersuchungen motivieren oder zum Kauf von irgendwelchen schützenden Pillen und Produkten anregen. Kaum ein Tag vergeht, an dem wir nicht beim Frühstück durch die Zeitung oder abends im Fernsehen alarmiert und verunsichert werden, etwa durch Schlagzeilen über die Zunahme von Krebs, durch die Warnung vor angeblichen oder tatsächlichen Krebsgiften in der Nahrung, im Wasser, in Medikamenten, in der Luft. In fast allen Medien erfährt der Bürger immer nur Bruchstücke, aus dem Zusammenhang herausgerissene Teilinformationen. Manchmal vermag sie schon der Journalist, der die Nachricht verbreitet, nicht richtig einzuordnen. Der Leser oder Hörer wird meist nur verwirrt und verängstigt. Heute wird ihm der bald bevorstehende Sieg über den Krebs verheißen, morgen erfährt er von enttäuschten Hoffnungen. Auch Ärzte bedenken oft nicht, welche Wirkung ihre Äußerungen in der Öffentlichkeit haben können.

In der Berner Studie über die Gründe der Angst kam das deutlich zum Ausdruck: Nirgends gibt es soviel falsches oder unvollständiges Wissen wie auf diesem Gebiet! Dabei wird es nötig sein, den Menschen die Angst vor dem Krebs zu nehmen, wenn neue Wege der Vorsorge und Therapie gesucht und gegangen werden sollen. Das beste Programm taugt nichts, wenn die nicht mitmachen, denen es helfen soll. Zu den richtigen Worten müssen dann allerdings auch sichtbare Erfolge kommen. Erst wenn dem Gesunden gesagt und gezeigt werden kann, daß ihm im Falle einer Erkrankung auch geholfen werden kann, wird er die Angst vor der Diagnose verlieren.

Auf dem richtigen Weg

Eine Körperzelle, die sich bösartig verändert und schrankenlos wuchert, muß einen Organismus finden, der dies zuläßt

Wie konnte es dazu kommen, daß im Kampf gegen den Krebs zunächst ein Weg eingeschlagen wurde, der uns dem Ziel viele Jahre lang nur wenig näherbrachte? Um diese Frage zu beantworten, müssen wir noch einmal den schon zu Anfang zitierten Satz anführen: „Eine Körperzelle, die sich bösartig verändert und schrankenlos wuchert, muß einen Organismus finden, der dies zuläßt."

Dieser Satz läßt zwei mögliche Wege zur therapeutischen Lösung des Krebsproblems zu. Man kann die entartete Zelle ausmerzen. Oder man kann beim Körper ansetzen, und ihn so unterstützen, daß er bösartiges Wachstum nicht zuläßt. Ob man diesen oder jenen Weg geht, hat erhebliche Konsequenzen für alle therapeutischen Maßnahmen, von der Vorsorge über die klinische Behandlung bis hin zur Nachsorge. Die wissenschaftliche Medizin entschied sich vor Jahren für den Weg über die Zelle.

Der schon immer schwelende Streit zwischen „Außenseitern", die auf eine „Ganzkörperbehandlung" schworen und den „Schulmedizinern", die auf die Zellvernichtung setzten, flammte auf. Dr. Josef Issels, der „Krebsarzt vom Tegernsee", ist wohl der bekannteste Arzt, der das in ganzer Schärfe zu spüren bekam. Per Gerichtsbeschluß sollte ihm in zwei Prozessen in München untersagt werden, weiterhin Krebskranke nach seinen ganzheitlichen oder immunbiologischen Auffassungen zu behandeln.

Dieser Streit, den die Nachzügler auf beiden Seiten noch heute führen, kann nur aus der Zeit und aus der Geschichte der Medizin heraus richtig begriffen werden. Die sogenannte Schulmedizin hat seit Rudolf Virchow, der die einzelne Körperzelle als Schlüssel für Gesundheit und Krankheit angesehen hatte, bedeutende Erfolge errungen. Sie hat viele Krankheiten erklärbar und heilbar gemacht. Was lag näher, als auch beim Krebs die Zelle als alleinigen Krankheitssitz zu betrachten. Wenn es gelingen würde, die bösartigen Zellen wegzuschneiden, zu zerstrahlen oder chemisch zu vergiften, dann – so das Dogma – würde der Kranke geheilt werden können. Im Krebs sah man eine reine Zellerkrankung, die irgendein Organ befällt. Die Zellwucherung mußte nur genügend radikal weggeräumt werden, um zu einem Erfolg zu kommen. Der kranke Körper, der die Krankheit überhaupt erst zuläßt, interessierte wenig.

Krebs ist eine Erkrankung des ganzen Körpers, die Geschwulst ist nur das späte sichtbare Symptom

Issels und andere setzten dagegen: Krebs ist eine Erkrankung des ganzen Körpers, die Geschwulst ist nur das späte sichtbare Symptom. Wer Krebs wirklich heilen will, muß den ganzen Körper heilen. Er muß das „Milieu" beseitigen, in dem Krebs erst gedeihen kann.

Seit Anfang dieses Jahrzehnts geht man immer mehr aufeinander zu. Heute sind die Schulmediziner „ganzheitlicher" geworden. Sie schütteln nicht mehr abwehrend den Kopf, wenn von Immunabwehr und seelischen Heilkräften die Rede ist. Und die ganzheitlich denkenden Krebsärzte müssen anerkennen, daß die wissenschaftlich orientierten Mediziner nicht nur Grundsätzliches über die Krebsentstehung aufgedeckt haben, sondern auch bei der Therapie beeindruckende Erfolge ermöglicht haben. Die neuesten Entdeckungen über die Entstehung und Ausbreitung von Krebs zwingen geradezu beide Seiten, künftig gemeinsam zu handeln, denn:

- Die Mittel der Schulmedizin, Stahl, Strahl, Chemotherapie oder Hormone reichen **alleine** nicht immer aus, um den Krebs zu heilen.
- Die Mittel der Immuntherapie **alleine** reichen meist ebenfalls nicht aus, einer fortgeschrittenen Zellwucherung Einhalt zu gebieten.

Auf beiden Seiten gibt es heute genug Therapeuten, die erkannt haben, daß man dem Kranken nur dann wirklich helfen kann, wenn beide Heilmethoden zusammen angewandt werden. **„Salutogenese"** heißt das neue Konzept, das immer mehr Eingang in die Medizin findet. Prof. K. Jork erklärte es in der Zeitschrift „Gesundes Leben" (April 99) folgendermaßen: „Bisher haben wir Ärzte immer gefragt: Was macht uns Menschen krank?" Es gab ein rein krankheitsbezogenes Therapieverständnis. Dieses einäugige Sehen wird nun ergänzt durch die gleichzeitige Frage: „Was erzeugt Gesundheit und was erhält sie?"

Wie entsteht Krebs?

Der Schleier lüftet sich. Die Geißel Krebs wird in ihren Ursachen erklärbar. Die Krebsentstehung läßt sich vermutlich niemals auf einen Nenner bringen, etwa auf die Umweltverschmutzung, die Sünden beim Essen oder seelischen Streß. Die Entstehung ist „multikausal", wie der Mediziner sagt, also durch mehrere Ursachen bedingt. Andererseits eröffnet gerade die Vielfältigkeit der Krebsentstehung auch mehr Chancen zu seiner Bekämpfung, man kann ihn von verschiedenen Seiten angehen.

Was als gesichertes Wissen gelten kann, ist dies:
- Es gibt wohl keine Ursache, die für sich allein Krebs auslösen könnte.
- Es müssen immer mehrere Gründe zusammenkommen, um eine Krebserkrankung entstehen zu lassen.

Die Krebsformel

Anfang der 80ger Jahre liefen große Forschungsprogramme an, um die Krebsursachen aufzuspüren. Da nur die Industrieländer von der enormen Zunahme der Krebshäufigkeit betroffen schienen, lag es von Anfang an nahe, die Gründe dafür der Industrie anzulasten, den qualmenden Schornsteinen, der Retortenchemie, den Süchten des Menschen.

Epidemiologen verglichen Völker und ihre Lebensweisen. Chemiker fahndeten nach Giftspuren in Bier und Butter. Und bald gab es auch die ersten Ergebnisse: Die Epidemiologen fanden heraus, daß in Japan Brustkrebs sehr selten ist, Magenkrebs dagegen unverhältnismäßig häufig. In den USA, war es umgekehrt. Lebten Japaner jedoch länger in den USA, kehrten sich auch bei ihnen die Verhältnisse um: Mehr Brust- als Magenkrebs. Das konnte nur mit unterschiedlichen Ernährungsgewohnheiten erklärt werden. Die Biochemiker fanden die Benzpyrene im Abgas der Autos und im Qualm der Zigaretten, die Aflatoxine in verschimmelten Lebensmitteln, die Nitrosamine im Gemüse. Sie fanden Asbest und Cadmium. Sie spürten bisher weit über tausend Substanzen in unserer Umwelt auf, die Krebs auslösen können. Sie nannten sie Kanzerogene, krebsfördernde Stoffe. Und der Weg zur Befreiung von dieser Geißel schien gefunden: Wenn wir die Krebsgifte ausschalten, besiegen wir auch den Krebs.

Aber so einfach dürfte die Rechnung nicht aufgehen. Es ist schon von der Zahl her aussichtslos, alle Krebsnoxen auszuschalten. Mit vielen werden wir leben müssen, sie kommen ja nicht nur in der Chemie vor, sondern auch in der Natur. Damit soll nichts bagatellisiert werden: Wo sie zu vermeiden sind – beim Asbest, beim Rauchen oder bei Ernährungsfehlern – sollte es auch geschehen. Aber das Ausschalten der Krebsgifte oder Krebsförderer allein würde sicher nur einen Teilerfolg bringen.

Es gibt stichhaltige Hinweise dafür, daß die Umweltgifte, die Kanzerogene, vor allem bestimmen, in welchem Organ die Krankheit ausbricht, daß sie aber die Krebsneigung eines Menschen insgesamt wenig beeinflussen, daß andere Auslösefaktoren gewichtiger sind.

Professor Dietrich Schmähl vom Heidelberger Krebsforschungszentrum, lange Zeit einer der eifrigsten Sucher nach Krebsgiften in der Umwelt, hat die Krebsentstehung in einer Formel zusammengefaßt:

C (Krebs) = D (Disposition) + E (Exposition) + A (Alter)

Dabei steht D (Disposition) im weitesten Sinne für Veranlagung. Sie kann erblich oder auch während des Lebens erworben sein. Ein typisches Beispiel ist das Gallenblasenkarzinom. Das gibt es niemals in einer gesunden Gallenblase, sondern nur in einer chronisch entzündeten „Steinblase". Das wäre eine erworbene Disposition. Eine erbliche Disposition könnte bei Brustkrebs vorliegen, ebenso beim Dickdarmkrebs. Es mehren sich die Anzeichen, daß eine Veranlagung für viele Erkrankungen eine größere Rolle spielt, als bisher angenommen.

Exposition bedeutet die Belastung durch die Umwelt. Als Beispiel dafür nennt Prof. Schmähl den Raucherkrebs. Ein anderes wäre der Hautkrebs. Er wird fast ausschließlich durch zu intensive Sonnenbestrahlung ausgelöst.

Der dritte Faktor (A) ist das Alter. Ein Beispiel wäre das Prostata-Karzinom, ein ausgesprochener Alterskrebs. Über 80 Prozent der Männer über 80 haben ihn latent.

Eine Zelle verändert sich

Bei der Krebsentstehung taucht oft der Begriff „Onkogen" auf, eine Wortzusammensetzung aus dem Griechischen. Onko bedeutet soviel wie Geschwulst, Gen ist ein winziges, aber wichtiges Teilchen unseres Erbgutes. Ein Onkogen wäre also ein krebserzeugendes Gen. Es wäre eins von den vielen Millionen anderer Gene, die zu einem spiraligen Strang zusammengewunden, unser Erbgut, die Chromosomen bilden. Wenn Sie sich diese Chromosomen als eine Kette vorstellen, dann sind die Gene die einzelnen Perlen. Die Gene, meist mehrere zusammen, sind für bestimmte Funktionen der Zelle zuständig. In den Zellen der Magenschleimhaut muß beispielsweise ein bestimmtes Enzym für die Verdauung hergestellt werden. Der Bauplan dafür ist in bestimmten Genen enthalten. Wird das Enzym benötigt, werden die zuständigen Gene freigesetzt, sogenannte Boten-RNS holt einen Abdruck des Bauplanes und bringt ihn zu den „Eiweißfabriken" in der Zelle. Dort werden entsprechend der Anweisung kleine Eiweißbausteine zu einem funktionsfähigen Molekül zusammengeknüpft, dem Enzym.

Die Gene, meist mehrere zusammen, sind für bestimmte Funktionen der Zelle zuständig

Bei einer Zellteilung werden wiederum andere Gene aktiviert. Und dabei spielen die sogenannten Onkogene eine entscheidende Rolle – aber nicht die krebsauslösende, wie man zunächst meinte. Der bedrohlich klingende Name „Onkogen" ist etwas voreilig gegeben worden. Das war 1980, als der amerikanische Professor Robert A. Weinberg so ein scheinbar krebserzeugendes Gen erstmals in den Zellen eines Blasentumors fand. Einmal auf die Spur gebracht, entdeckte man solche Gene in den Zellen fast aller Tumorarten. Neuere Forschungen haben mehr Licht in die Krebsentstehung gebracht. Das sogenannte Onkogen ist zwar daran beteiligt, aber nicht der eigentlich Schuldige. Es ist von Natur aus keineswegs bösartig, sondern ein lebenswichtiger Bestandteil jeder Körperzelle.

So wie die Zelle Gene braucht, die beispielsweise die Produktion von Verdauungsenzymen oder Hormonen regeln, braucht sie auch Gene, die eine Zellteilung in Gang setzen, und solche, die das regulieren und kontrollieren. Sind weitere Zellteilungen nicht mehr nötig, werden die Teilungsgene abgeschaltet. Die sogenannten Onkogene gehören zu den Kontrolleuren. Sie überwachen den Vorgang. Bei einer Panne stoppen sie den ganzen Teilungsvorgang –

notfalls sogar, indem sie die entgleiste Zelle zur Auflösung bringen. Das veranlaßt der oberste Wächter, das „Selbstmordgen" p 53.

Bedrohlich werden Pannen, wenn eins der Kontrollgene durch eine Mutation – wie es wissenschaftlich genannt wird – geschädigt wird und ausfällt. Die Vermehrung einer entarteten Zelle wird nicht mehr gestoppt, das Regelsystem funktioniert nicht mehr.

Was kann zu solchen Mutationen, Genschäden, führen? Strahlen können sie direkt auslösen. Die vielen Schadstoffe, die wir in uns aufnehmen, tun es mehr indirekt. Sie vergiften das Zellmilieu, machen es anfällig für solche Genschäden. Irgendwann, bei einer Zellteilung, passiert dann der Fehler. Die Tochterzelle hat nun ein entartetes Gen und vererbt es weiter. Auch Viren stehen im Verdacht, solche Mutationen zu fördern, vor allem bestimmte Typen von Herpes genitalis und Papillom-Erregern (Feigwarzen). Eine verhängnisvolle Rolle dürften die sogenannten „freien Radikale" spielen, weil sie wie die Strahlen sehr direkt die Erbmoleküle schädigen können. Freie Radikale sind äußerst aggressive Molekülbruchstücke, die sich ganz normal beim Stoffwechsel bilden, in großen Massen aber durch Schadstoffe, beim Rauchen, bei Smog und vor allem bei einer Chemo- oder Strahlentherapie entstehen.

Diese Forschungen haben nicht nur theoretische Bedeutung. Sie beantworten auch viele Fragen, die zu einem besseren Verständnis und zu neuen Therapien führen. Die häufig beobachtete Anlage zum Krebs könnte so erklärt werden: Normalerweise hat jeder Mensch die „Kontrollgene" doppelt, eins von der Mutter und eins vom Vater. Wenn eins davon ausfällt, übernimmt das andere die Funktion. Ist jedoch nur ein Gen vererbt worden, gibt es keine Reserve mehr, wenn dieses ausfällt. Man nimmt heute an, daß mindestens vier oder fünf solcher Genschäden auftreten müssen, ehe eine normale Zelle zur Krebszelle wird.

Weil Krebs aus einer einzigen mutierten Zelle entsteht, bleibt er auch typisch für diese Zellart

Weil Krebs aus einer einzigen mutierten Zelle entsteht, bleibt er auch typisch für diese Zellart. Darmkrebszellen bleiben Darmkrebszellen, auch wenn sie sich als Metastase in der Leber absiedeln. Lungenmetastasen nach Brustkrebs bleiben Brustkrebs und können auch dann noch mit Hormonen behandelt werden. Erst in Spätstadien können weitere Mutationen in der Geschwulst zu anderen Zelltypen führen, zu einer sogenannten Entdifferenzierung.

Hochinteressant und von therapeutischer Bedeutung sind die

Einblicke, die diese Forschung in das vielfach vernetzte System von Informationen geben, mit dem die Zellen ihre inneren Vorgänge steuern und Kontakte zum Nachbarn halten. Mit „telefonischen Ortsgesprächen" vergleicht Prof. Gerhard Nagel (Freiburg) den Informationsfluß durch die Zytokine. Von oben, per „Ferngespräch", greift das Gehirn ein – über die Nervenbahnen oder durch hormonelle Signale. Alles ist eng miteinander vernetzt. Eine Konsequenz: Die Psyche kann bis in die Zelle hineinwirken, und rückwirkend kann die Zelle dem Gehirn Mitteilungen machen. Nicht nur die Immunologen, die Erforscher des Abwehrsystems profitieren davon, sondern auch die Psychologen. Inzwischen gibt es die neue Forschungsrichtung „Psycho-Neuro-Immunologie".

„Endlich besteht die Chance, dem Krebsphänomen wirklich auf den Grund zu kommen", feierte die große amerikanische Zeitschrift „Nature" die Forschungsergebnisse. Der New Yorker Tumorforscher Norton Zinder meinte: „Es sieht so aus, als seien wir auf der richtigen Spur." Man versucht, sich durch Medikamente in die Orts- oder Ferngespräche einzuschalten, um Störungen frühzeitig zu beheben. Schon mehrere Therapieansätze haben sich aus diesen Erkenntnissen entwickelt. Es wird mit Zytokinen behandelt, gentechnisch hergestellte Antikörper markieren die erkrankten Zellen für das Abwehrsystem oder man versucht von außen, das Selbstmordgen zu aktivieren, um so die Krebszellen zu beseitigen.

Endlich besteht die Chance, dem Krebsphänomen wirklich auf den Grund zu kommen

Die Rolle der Schadstoffe

Wenn das fein aufeinander abgestimmte Regulationssystem der Zelle versagt, kann jedes Lebewesen an Krebs erkranken. Krebs ist so alt wie es Pflanzen und Tiere gibt. Aber erst in unserer Zeit ist er zu einer gefürchteten Krankheit geworden. Das liegt einmal daran, daß wir viel älter werden als unsere Vorfahren in der Steinzeit. Es liegt aber auch sicher daran, daß wir Belastungen ausgesetzt sind, die es damals nicht gab. Und da fällt das Stichwort „Umweltverschmutzung", Krebs durch Kanzerogene.

Doch so einfach ist es auch hier wieder nicht. Den direkten Kausalzusammenhang „hier Ursache – da Wirkung" gibt es bei dieser Krankheit selten. Als Kanzerogene werden alle Stoffe bezeichnet – aus der technischen wie aus der natürlichen Umwelt – die zu Zellveränderungen führen können. Es gibt darunter einige, wie z. B.

Strahlen, die vermutlich alleine in der Lage sind, die Krankheit in Gang zu bringen; und es gibt andere, das sind die meisten, die als „Co-Kanzerogene" wirken. Sie schaden erst dann, wenn sie im Körper mit anderen schädlichen Stoffen zusammenkommen. Manche dieser Stoffe werden auch erst vom Körper selbst zu einem Krebsgift gemacht.

Zu den Schadstoffen mit starker Wirkung gehören beispielsweise die Nitrosamine (Stickstoffverbindungen). Da Stickstoff in der Luft, im Boden oder in der Nahrung vorhanden ist, kommen sie auch in unserem Körper vor. Beim Rauchen nehmen wir sie auf. Bei jeder Mahlzeit bilden sie sich im Speichel, im Magen, im Darm. Mit Stickstoff überdüngte Lebensmittel tragen besonders zu ihrer Bildung bei. Den „Entschärfer" aber liefert die Natur meist gleich mit, das Vitamin C. Wer zum Steak Salat ißt, bildet bei der Verdauung weniger Nitrosamine. Vielleicht liegt es daran, daß beispielsweise Magenkrebs zurückgeht. Wir essen gesünder – zumindest in dieser Beziehung.

Wer zum Steak Salat ißt, bildet bei der Verdauung weniger Nitrosamine

Ein schwaches Krebsgift dagegen ist das Benzpyren, eine teerähnliche Kohlenwasserstoffverbindung. Sie entsteht bei allen Verbrennungsvorgängen, am Grillfleisch und vor allem beim Rauchen. Allein ist Benzpyren jedoch ziemlich unschädlich. Nur bei Personen, die einen speziellen Enzymdefekt haben, wird es im Körper zum Krebsgift umgebaut. Und auch hier scheint es einen natürlichen Schutzstoff zu geben, das Vitamin A oder seine Vorstufe, das Beta-Karotin. Untersuchungen zeigen, daß Lungenkrebs seltener bei Personen auftritt, die viel Gemüse und Obst essen.

Weit über tausend Substanzen – natürliche und chemische – haben die Forscher bisher entdeckt, die als Kanzerogene erster und zweiter Ordnung anzusehen sind. Nach einer Untersuchung der amerikanischen Epidemiologen Dr. Doll und Dr. Peto ist die Umweltverschmutzung allerdings nur an etwa zwei Prozent aller Krebserkrankungen beteiligt. Im einzelnen kommen die Amerikaner zu folgender Rangfolge krebsfördernder Umweltfaktoren:

1 %:	Medizinische Behandlungen, wie Strahlen, Medikamente.
1 %:	Industrielle Produkte, wie Kunststoffverpackungen u. a.
1 %:	Lebensmittelzusätze.
2 %:	Umweltverschmutzung.
3 %:	Natürliche Belastung durch radioaktive Strahlen und ultraviolettes Licht.
3 %:	Alkoholkonsum.
4 %:	Schadstoffe am Arbeitsplatz, wie etwa Asbest.
7 %:	Sexuelles Verhalten, wie Alter beim ersten Geschlechtsverkehr, häufiger Partnerwechsel, Hygiene der Sexualorgane.
10 %:	Viruserkrankungen (Feigwarzen, Herpesviren).
30 %:	Rauchen.
35 %:	Ernährungsfehler.

Diese Untersuchung, die von anderen Forschern weitgehend bestätigt wird, zeigt, daß die größere Krebsgefahr nicht in unserer chemisch verschmutzten Umwelt, sondern in unserer Innenwelt lauert. Die innere „Körperverschmutzung", die wir durch falsche Ernährung und Genußsucht herbeiführen, ist das bedenklichere und vielleicht auch am ehesten zu beseitigende Risiko. Einige Untersucher geben der falschen Ernährung sogar die Mitschuld an der Hälfte aller Krebserkrankungen. In den Kapiteln über die Ernährung und das Krebsmilieu wird näher darauf eingegangen.

Doch wie ist es möglich, daß Schadstoffe die Gene im Zellkern so verändern können, daß eine Mutation entsteht und Krebs die Folge ist? Das können sogenannte „freie Radikale" bewirken. Sie entstehen fast überall, wo Schadstoffe das Zellmilieu durcheinanderbringen. Es sind elektrisch unausgeglichene Atomgruppen und Moleküle. Ihnen fehlt ein Elektron zum atomaren Gleichgewicht. Sie reißen das ihnen fehlende Teilchen aus allem heraus, was ihnen nahe liegt, aus dem umgebenden Gewebe, aus Aderwänden oder aus den Zellhüllen (Membranen). Sie lösen dadurch Kettenreaktionen der Gewebezerstörung aus, denn die beraubten Teile werden nun ihrerseits radikal. So gelangen freie Radikale auch in den Zellkern hinein und können die Gene schädigen. Nun sind freie Radikale keineswegs erst mit der technischen Zivilisation in unsere

Umwelt und Innenwelt gekommen. Das Leben mußte sich seit Anbeginn mit ihnen auseinandersetzen. Sie entstehen beim Atmen, beim Stoffwechsel, durch die Sonnenbestrahlung. Ja, der Organismus bedient sich ihrer sogar bei der Abwehr von Krankheitskeimen. Die Freßzellen (Makrophagen) des Abwehrsystems schießen damit auf Bakterien (oder Krebszellen). Damit die Makrophagen nicht selbst zerstört werden, schützen sie sich mit Vitamin C.

Wie so oft in der Natur ist es auch hier – wo Gefahren lauern, erfindet sie Abwehrstrategien, um ihre Geschöpfe zu schützen: Die Pflanzen haben sogenannte Radikalenfänger entwickelt. Dazu gehören vor allem die verschiedenen Karotine, die Vitamine C und E und viele der Farb- und Aromastoffe. Eine wichtige Rolle spielt auch das Spurenelement Selen. Die Pflanzen selbst profitieren davon – sonst würden viele Sonnenbrand bekommen, und uns Menschen nutzt es auch.

Freie Radikale sind bedrohlich gewor-den, seit sie in unnatürlicher Menge auftreten

Freie Radikale sind bedrohlich geworden, seit sie in unnatürlicher Menge auftreten. Bei jedem Zug an der Zigarette werden Millionen davon eingeatmet. Oder sie bilden sich im Körper bei der Aufnahme von Schadstoffen aus der Luft (Smog, Ozon) oder der Nahrung (Pestizide, Insektizide, Konservierungsstoffe u. a.). Sie entstehen in einem durch falsche Ernährung überforderten Stoffwechsel, in entzündetem Gewebe lassen sie die Entzündung chronisch werden. Medikamente wie Zytostatika fördern ihre Bildung. Jede Bestrahlung löst sie in Unmengen aus. Auch psychischer Streß und große körperliche Belastungen vermehren sie enorm.

Aber reichen die freien Radikale neben dem Alter und einer gewissen Veranlagung alleine aus, um einen Menschen an Krebs erkranken zu lassen? Denn da nur eine Minderheit erkrankt, muß es noch mindestens einen dritten Risikofaktor geben, der bei der Krebsentstehung eine Rolle spielt.

Fassen wir es noch mal zusammen: Bei jedem von uns können die Gene geschädigt werden, jeder kommt mehr oder weniger stark mit Kanzerogenen aus der Umwelt in Berührung. Eigentlich müßte jeder an Krebs erkranken. Viele, vielleicht sogar die meisten Krebsärzte sind der Ansicht, daß sich bei jedem auch ständig Krebszellen bilden. Aber er erkrankt nicht ernsthaft. Und das ist nur so zu erklären, daß er über ein abwehrstarkes Immunsystem verfügt! Die „Krebsinfektion" geht vorüber wie der Anflug von Grippeviren.

Lücken in der Abwehr

Von den Faktoren, die zusammenkommen müssen, um Krebs entstehen zu lassen, ist das Immundefizit, also eine Schwäche des Abwehrsystems, der dritte – und ziemlich sicher der wichtigste. Erinnern Sie sich noch an den zu Anfang zitierten Satz, daß sich eine Krebszelle den Körper suchen muß, der die entartete Zelle wuchern läßt? Der abwehrgeschwächte und milieugeschädigte Organismus ist dieser Körper!

Der Gedanke, daß zwischen Abwehrsystem und Krebskrankheit ein Zusammenhang besteht, ist so alt wie dieses Jahrhundert. Als „Immuntherapie" hat vor allem Dr. Josef Issels diese Bemühungen weithin bekannt gemacht.

Die Medizin geht – wie jede Wissenschaft – manchmal seltsam verschlungene Wege. Da hat man schon im vorigen Jahrhundert Impfungen gegen Krankheiten entwickelt, also eine aktive Immuntherapie betrieben. Gegen Viruserkrankungen hat man damit großartige Erfolge erzielt. Infektionen, die noch vor zwei, drei Generationen mehr Opfer als der Krebs forderten, sind keine große Gefahr mehr. Für Krebs galt jedoch lange der Lehrsatz: „Das hat nichts mit dem Immunsystem zu tun."

Für Krebs galt jedoch lange der Lehrsatz: „Das hat nichts mit dem Immunsystem zu tun"

Daß unser Immunsystem mehr Aufgaben hat, als eingedrungene Krankheitserreger zu bekämpfen, entdeckte die Hochschulmedizin eigentlich erst, als es sich bei bestimmten Therapien als störend herausstellte, nämlich dann, als man die ersten Organverpflanzungen wagte. Chirurgisch war die Übertragung einer Niere von Anfang an kein großes Problem. Dieses begann erst, wenn der Patient mit der fremden Niere leben sollte. Der Körper versuchte fast selbstmörderisch, das fremde Organ abzustoßen. In der Anfangsphase der Organtransplantationen gelang ihm das fast immer. Das Immunsystem blieb Sieger! Und auch heute überleben Patienten mit einem eingepflanzten Herzen, einer Niere oder einer Leber nur dann, wenn man ihr Abwehrsystem mit Medikamenten wirksam unterdrücken kann. Und prompt stellen sich Nebenwirkungen dieser Immunsupression ein: Die Patienten werden nicht nur anfälliger für Infektionskrankheiten (das hatte man erwartet), sondern sie erkranken auch häufiger als andere an Krebs!

Nun begann in den Forschungslabors rund um die Welt ein Wettrennen: Wenn das so ist, dann müßte sich doch Krebs auch über das

Immunsystem bekämpfen lassen. Auf kaum einem medizinischen Gebiet sind wohl in den letzten Jahrzehnten soviele Forschungsarbeiten veröffentlicht worden wie auf dem der Immunologie. Doch leider steht die Menge der gewonnenen Erkenntnisse noch in einem Mißverhältnis zu ihrer therapeutischen Nutzung. Man hat viele, viele Mosaiksteinchen, aber man hat das Puzzle noch nicht zu einem klaren Bild zusammensetzen können.

Ein Grund, warum die Kliniker so zögernd an die Immuntherapie herangehen, ist sicher der: Mit einigem Recht fordern sie, daß ein neues Mittel, das sie anwenden sollen, vorher ausreichend geprüft und daß seine Wirkung belegt sein müsse. Für solche Prüfungen haben die Kliniker sehr strenge Regeln aufgestellt. Die kann ein praktischer Arzt in seiner Praxis nicht anwenden. Er mag vielleicht viele gute Erfahrungen machen, aber das zählt wenig als Beweis. Und ein Kliniker wiederum kann nicht oder nur selten ausreichende Erfahrungen am Kranken sammeln. Dazu liegt der Kranke viel zu kurze Zeit in der Klinik. In zwei, drei oder auch sechs Wochen zeigt eine Immuntherapie kaum eine meßbare Wirkung. Also entsteht beim Kliniker der Eindruck, das Mittel bewirke nichts oder nur äußerst wenig. Daß viele der so behandelten Patienten noch nach Jahren leben, erfährt der Kliniker selten.

Mit menschlichen Schwächen und Vorurteilen muß man überall rechnen, auch Ärzte sind davon nicht frei. Grundsätzlich aber setzt sich mehr und mehr die Ansicht durch: Über die Immuntherapie kann es gelingen, dem Krebs endlich Schach zu bieten. Das stimmt hoffnungsvoll. Offen ist eigentlich nur noch die Frage: An welchem Punkt des Immunsystems muß man ansetzen, und: mit welchen Mitteln ist das am besten möglich? Denn auch das muß gesagt werden: Die zur Verfügung stehenden Mittel sind sicher noch nicht die optimale Lösung, sie sind jedoch ein Anfang. Vielen kann man damit schon helfen, aber viel muß auch noch erforscht werden.

Über die Immuntherapie kann es gelingen, dem Krebs endlich Schach zu bieten

Wunderbares Immunsystem

Eine prinzipielle Schwierigkeit der Immuntherapie liegt darin, daß die Ärzte trotz der vielen Einzelerkenntnisse noch zu wenig wissen. In den drei Milliarden Jahren hat die Natur etwas entwickelt, was zu durchschauen äußerst schwierig ist – dafür in seiner Wirksamkeit und Effektivität aber nahezu perfekt. Der Ausdruck „wunderbar" ist hier wirklich angebracht.

Das Grundprinzip dieses Systems ist einfach. Es geht darum, den Organismus vor fremden Stoffen zu schützen. Wenn sich jeder Virus, jedes Bakterium, jeder Parasit, jeder Holzsplitter im Körper einnisten könnte, ohne daß etwas dagegen unternommen wird, wäre das Leben bald zu Ende. Deshalb haben sogar schon Bakterien oder Pilze ein – wenn auch einfaches – Abwehrsystem. Die Abwehrstoffe der Pilze, die Penicilline, nutzen wir beispielsweise wie diese zur Bekämpfung von Bakterien.

Für unsere Körperabwehr gilt zunächst der Grundsatz: Alles, was von außen kommt – egal, ob es über Mund, Nase, Haut, eine Körperöffnung oder Wunde in den Körper eindringt – ist potentiell schädlich. Für Bakterien, Viren oder den Holzsplitter trifft das zu. Wo sie auftauchen, werden sie von den Abwehrzellen angegriffen, aufgelöst und beseitigt. Das Stück Fleisch in der Nahrung, das ja auch von außen kommt, aber brauchen wir. Also muß das Abwehrsystem auch lernen, die benötigten oder die harmlosen Stoffe zu tolerieren, zu dulden. Wenn das nicht klappt, kommt es beispielsweise zu einer Allergie. Und wenn sich die Abwehrzellen gar gegen körpereigenes Gewebe wenden, entsteht eine Autoimmunkrankheit wie die chronische Polyarthritis.

Es muß also im Organismus zahlreiche verschiedene Abwehrzellen geben: solche, die Fremdstoffe erkennen – solche, die diese Erkenntnis weitergeben – solche, die aufgrund ihres „Gedächtnisses" feststellen, ob das Fremde schädlich ist oder nicht – und solche, die beim Stichwort „Feind" aktiv werden, und die nun wiederum andere Abwehrzellen anregen können, die in der Lage sind, den Feind anzugreifen, aufzulösen oder zu fressen. Und es muß welche geben, die das Ganze koordinieren und auch wieder stoppen können, wenn der Feind besiegt ist. Es würde eine schier endlose Liste geben, wollte man alle am Abwehrkampf beteiligten

Antikörper und Abwehrzellen aufzählen. Denn das Ganze spielt sich auch noch auf mehreren Ebenen ab – in den Zellen, rund um die Zellen, an den Körpereingängen, im Blut und in der Lymphe. Das alles ist ein Netzwerk von Wirkungen und Wechselwirkungen, von gegenseitigen Einflußnahmen, von Förderung und Unterdrückung. Es ist von großer Bedeutung, die Zusammenhänge genau zu kennen. Denn es ist bei manchen Formen der Immuntherapie schon vorgekommen, daß das Krebswachstum beschleunigt statt gebremst wurde. Man hatte am falschen Hebel des Immunsystems angesetzt.

Die Hauptlast bei der Krebsabwehr tragen die **Lymphozyten**, die weißen Blutkörperchen. Sie werden als unreife Zellen im Knochenmark gebildet. Ein Teil der künftigen Abwehrzellen wird in der Thymusdrüse, volkstümlich „Bries" genannt, zu den sogenannten T-Lymphozyten „geschult". Als Erkennerzellen, Gedächtniszellen, Killerzellen, Helfer- oder Unterdrückerzellen sowie als Überträger- und Vermittlerzellen formieren sie sich zu einer vielfach gegliederten „Verteidigungsarmee".

Diese in der Thymusdrüse geschulten Abwehrzellen gehören zum „zellulären System". Man nennt sie auch T-Lymphozyten. Der andere Teil der noch unreifen Lymphozyten aus dem Knochenmark wird in bestimmten Darmanhängseln und der Milz zu B-Lymphozyten geprägt. Diese **B-Lymphozyten** produzieren unter anderem die Antikörper und deren Träger, die Immunglobuline wie IgA, IgE und andere. Auf der untersten Ebene des Abwehrsystems verrichten die kleinen und großen Freßzellen, die Phagozyten, die notwendigen „Aufräumarbeiten". Sie schaffen die Überreste der Abwehrschlachten beiseite.

Aber wie erkennt das Abwehrsystem nun nützliche oder möglicherweise gefährliche Substanzen? Alle Zellen und ihre Bestandteile tragen auf ihrer Oberfläche sogenannte **Antigene**. Das sind äußere Markierungen, wie Nummernschilder am Auto. Jeder Mensch, jedes Lebewesen, sogar jedes winzige Bakterium hat sich oder seine Körperzellen mit seiner speziellen Autonummer kenntlich gemacht und markiert. Nun kann jeder „Abwehrpolizist" sofort erkennen: Diese Zelle gehört zu meinem Körper, diese aus einem Nahrungsmittel muß ich dulden, und diese ist gefährlich, die steht auf meiner Fahndungsliste.

Alle Zellen und ihre Bestandteile tragen auf ihrer Oberfläche sogenannte Antigene

Ein fremdes Antigen wird von den Wächtern im Körper, den Antikörpern, an seiner Form und Zusammensetzung erkannt. Der Antikörper tastet die Markierung ab. Erkennt er dabei einen Fremdling, heftet er sich an ihn und markiert ihn dadurch deutlich für die Abwehrzellen.

In der vordersten Abwehrlinie des Körpers stehen die „natürlichen **Killerzellen**" und die Freßzellen, die kleinen und großen **Makrophagen**. Deren Eigenschaften umschrieb ein amerikanischer Immunforscher so: „Sie sind wie Menschen, sie fressen und saufen, und dann rülpsen sie". Diese beiden Abwehrzellen zählen nicht zu den Lymphozyten. Sie sind entwicklungsgeschichtlich älter, sie gehören zur allgemeinen Grundausstattung fast aller Lebewesen. Sie sind dadurch zwar schnell und vielfältig verwendbar, aber in speziellen Fällen, auf die sie nicht vorprogrammiert sind, versagen sie. Doch sie arbeiten dem übergeordneten Abwehrsystem der Lymphozyten in die Hand, machen dieses erst einsatzfähig. So übergeben Makrophagen Informationen über die „Feinde", nämlich deren Antigenmuster, an ganz bestimmte Lymphozyten, die sozusagen den polizeilichen „Erkennungsdienst" darstellen. Diese fertigen ein genaues Abbild des fremden Antigens an – einen Steckbrief – und veranlassen, daß nun die zum Antigen passenden Antikörper in Massen hergestellt werden, um alle Feindzellen für das Abwehrsystem zu markieren. Jetzt erst kann das Immunsystem mit ganzer Kraft zuschlagen.

Antikörper gegen Antigene

Damit kommen wir zur Krebsbekämpfung durch das Immunsystem zurück: Normalerweise müßte jeder gesunde, reaktionsfähige Organismus Krebszellen erkennen und eliminieren können. Eine gefährliche Größe kann der Tumor nur dann erreichen, wenn entweder das Abwehrsystem die Krebszelle nicht als Fremdkörper erkennt oder wenn es zu schwach ist, die erkannten Krebszellen zu vernichten. Immuntherapie muß also darauf zielen, die Erkenntnisfähigkeit der Abwehrzellen zu erhöhen und (oder) ihre Aktivität zu stärken, beziehungsweise Schwächen auszugleichen. Folgt man der Theorie, daß im Körper mehr oder weniger häufig Krebszellen entstehen und sofort vernichtet werden, dann läßt sich daraus schließen, daß unser Immunsystem zumindest grundsätzlich in der Lage ist, Krebszellen

Normalerweise müßte jeder gesunde, reaktionsfähige Organismus Krebszellen erkennen und eliminieren können

als fremdartig zu erkennen und entsprechend zu handeln. Jeder Krebskranke aber ist ein Gegenbeispiel. Bei ihm hat die Abwehr nicht funktioniert. Warum nicht? Das ist die Frage, die heute Tausende von Forschern bewegt und die sie bisher nur teilweise beantworten können.

Zunächst einmal muß diese erste Krebszelle das zelleigene Reparatursystem überlistet oder überwunden haben, denn das gibt es auch noch neben dem Abwehrsystem. Wenn Schäden im genetischen System auftreten, wenn bei der Zellverdoppelung ein Genabschnitt nicht richtig neu entsteht oder wenn freie Radikale ein Gen verändern, dann wird so ein Schaden normalerweise sofort repariert. Vieles spricht dafür, daß solche Genschäden häufig vorkommen und jedesmal repariert werden. Aber irgendwann versagt der Reparaturdienst, weil der Schaden zu groß ist, weil zuviele Schäden auf einmal behoben werden müssen, oder weil die Leistungsfähigkeit mit dem Alter nachgelassen hat. Es gibt Hinweise, daß diese Reparatur- und Ordnungskräfte in der Zelle durch Vitamin A oder Mistelextrakte gestärkt werden.

Es gibt Hinweise, daß diese Reparatur- und Ordnungskräfte in der Zelle durch Vitamin A oder Mistelextrakte gestärkt werden

Verantwortlich für die Reparatur sind bestimmte Kontrollgene. Sie veranlassen, daß der Schaden behoben wird. Die oberste Kontrolle hat das sogenannte „Selbstmordgen" p-53. Es bewirkt zweierlei: Zunächst stoppt es eine Zellteilung, um zu verhindern, daß der Schaden an die neuen Zellen weitergegeben wird. Gelingt die Reparatur nicht, gibt es einen Impuls, durch den die kranke Zelle veranlaßt wird, sich selbst aufzulösen. Krebsgefahr besteht fast immer, wenn dieses Kontrollsystem geschädigt ist, also kranke Zellen nicht mehr beseitigt werden und ihre Schäden bei der Teilung an die Nachfolgezellen „vererben". Dieses Kontrollsystem ist mehrfach abgesichert. Nach Schätzungen müssen mindestens fünf oder sechs Fehler passieren, um eine Zelle bösartig werden zu lassen.

Wenn eine Zelle selbst nicht fähig war, den Genschaden zu reparieren, muß sie – nun bösartig geworden – die nächste Schranke überwinden, das Abwehrsystem. Wie schafft sie das in doch relativ vielen Fällen? Denn eigentlich dürfte auch ein schwaches Abwehrsystem niemals so schwach sein, daß es mit einer einzelnen Krebszelle nicht fertig würde. Da muß vermutlich noch etwas anderes der Tumorzelle zu Hilfe kommen.

Einmal scheint es so zu sein, daß Krebszellen zunächst nur ein

schwaches Antigenmuster tragen, denn letztlich sind sie ja „Kinder"
des eigenen Körpers. Es scheint den Abwehrzellen – in diesem Fall
also zunächst dem Erkennungsdienst – schwer zu fallen, eine neu
entstandene Krebszelle als bösartig zu erkennen. Zum zweiten gibt
es zahlreiche Hinweise dafür, daß Tumorzellen ein „Tarnsystem"
entwickelt haben. Sie können sich unkenntlich machen, wie Sieg-
fried mit der Tarnkappe. Die Tumorzellen umhüllen sich mit einem
neutralen Eiweißmantel wie mit einem Schleier. Andere scheinen
sogar aktiv gegen das Abwehrsystem vorzugehen: Sie stoßen bei
einem Angriff ihre Antigene ab und verwirren damit die Antikörper.
Oder sie sondern sogar Signalstoffe ab, die den Abwehrzellen vor-
täuschen, daß diese Zelle nicht angegriffen werden soll.

Man muß wohl davon ausgehen, daß Krebszellen zumindest im
Anfangsstadium ihrer Entwicklung für das Abwehrsystem nur
schwer zu erkennen sind, und daß sich einzelne entartete Zellen vermehren können. Auch hier sind in den Labors zahlreiche Versuche
im Gange, Stoffe zu finden, um die Krebszellen zu enttarnen oder
um sie für das Abwehrsystem deutlicher erkennbar zu machen.
Hoffnungen setzt man dabei auf die sogenannten proteolytischen
Enzyme, auf eiweißauflösende Substanzen, oder auf Impfverfahren.

Als dritter Faktor kommt dann der jeweilige Zustand des Abwehrsystems hinzu. Es kann generell geschwächt sein, so wie es im
Alter oft der Fall ist. Oder es kann bei anhaltendem Streß oder stän-
diger Fehlernährung zeitweise geschwächt sein, wie etwa nach
Krankheiten. Oder es kann anderweitig so beschäftigt sein, daß es nur
noch lahm reagiert. Wenn die wachsende Krebsgeschwulst auf eine
schwache Phase des Abwehrsystems trifft, kann die Zahl der Zellen
bald so groß sein, daß das Abwehrsystem überfordert ist. Denn ab
einer gewissen Größe ist ein Tumor wahrscheinlich durch das
Abwehrsystem allein nicht mehr zu bekämpfen. Dann kann die
Geschwulst vielleicht noch in ihrem weiteren Wachstum gestoppt,
nicht aber ohne andere eingreifende Maßnahmen beseitigt werden.

Es ist sehr wahrscheinlich, daß zahlreiche ältere Menschen in diesem Stadium der Krebskrankheit leben, ohne es zu verspüren. Professor Hackethal hat dafür den Begriff „Haustierkrebs" gefunden. Die
Geschwulst wird vom Abwehrsystem in Schach gehalten. Körper und
Krebs haben sich miteinander abgefunden. Das ist natürlich ein sehr
labiles, anfälliges Gleichgewicht. Jetzt kann jede kurzfristige Schwä-

*Wenn die wach-
sende Krebsge-
schwulst auf eine
schwache Phase
des Abwehrsy-
stems trifft, kann
die Zahl der Zellen
bald so groß sein,
daß das Abwehr-
system überfor-
dert ist*

chung des Abwehrsystems dazu führen, daß der Tumor seine Schranken durchbricht und zum „Raubtierkrebs" wird.

Der lebensbedrohlichen Krebserkrankung, dem klinisch manifest gewordenen Leiden, geht also immer ein mehr oder weniger langes Vorstadium voraus. Es kann fünf, zehn oder zwanzig Jahre dauern. Wachstumsphasen der Geschwulst wechseln mit Stillstandsphasen ab. Es ist ein stiller, vom Betroffenen meist gar nicht bemerkter Vorgang.

Verhängnisvolle Abwehrschwächer

Ein Versagen von Teilen oder des gesamten Abwehrsystems muß nach neuen Erkenntnissen als ein Hauptgrund dafür angesehen werden, daß aus einer Krebszelle eine lebensbedrohliche Wucherung werden kann. Was schwächt unser Immunsystem? Dafür kann es viele Ursachen geben. Relativ selten sind angeborene oder später entstandene krankhafte Immunleiden. Im Leben eines jeden von uns aber gibt es viele andere Gründe, die unser Immunsystem für kurze oder längere Zeit lähmen. Professor von Ardenne (Dresden) konnte messen, daß jede Infektionskrankheit die Abwehrkräfte für einige Wochen schwächt oder gar erschöpft. Auch für Operationen trifft das zu. Starke körperliche Belastungen sind mit einer Immunschwächung verbunden. Ein Mangel an Vitaminen, Mineralstoffen und Spurenelementen in der Ernährung führt ebenfalls dazu. Eine große Rolle spielt auch der Streß. Ärger, Angst und Kummer schlagen nicht nur auf die Seele, sondern auch auf das Immunsystem.

Ärger, Angst und Kummer schlagen nicht nur auf die Seele, sondern auch auf das Immunsystem

Diese Aufzählung ist sicher nicht vollständig. Aber können diese meist doch nur kurzfristigen Immunschwächen den Krebs zum Gewinner machen? Es scheint unwahrscheinlich. Immerhin haben Tumore – je nach Art – Verdoppelungszeiten zwischen 20 und 300 Tagen. Es kann also zwischen drei Wochen und fast einem Jahr dauern, ehe aus einer Krebszelle zwei, aus tausend 2 000 werden. Eine Schwäche in der Abwehrlage von wenigen Wochen dürfte da keine große Rolle spielen. Es sei denn, sie tritt in einer besonders kritischen Phase auf. Solche Situationen mit einem besonders hohen Risiko dürften beispielsweise vorliegen, wenn es zu einem verdächtigen Befund kommt. Schon die Verdachtsdiagnose: „Da ist etwas, was wir genauer untersuchen müssen", löst beim Betroffenen erheblichen seelischen Streß und damit eine massive Schwächung des Immunstatus aus. Einzelne Krebszellen, vom Tumor selbst oder bei diagnostischen und operativen Eingriffen in den Körper geschwemmt, könnten nun zu einer Gefahr werden. Und wenn das nur wenige Zellen sind – in dieser Phase können auch tausend Krebszellen für das geschwächte Abwehrsystem zu viel sein. Daraus können leicht die gefürchteten Metastasen werden, selbst wenn es gelingt, den Primärtumor vollständig zu beseitigen. Ein Ziel der Krebsbehandlung müßte es also sein, schon im Vorstadium solche Metastasen zu verhindern – durch eine vor der Operation begonnene Abwehrstärkung.

Ein Ziel der Krebsbehandlung müßte es also sein, schon im Vorstadium solche Metastasen zu verhindern – durch eine vor der Operation begonnene Abwehrstärkung

Für die Entwicklung des Primärtumors aber muß wohl noch nach anderen Gründen gesucht werden, die das Immunsystem schwächen. Und das müssen vor allem Gründe sein, die langfristig und chronisch einwirken.

Das Tumormilieu

Als „ein biochemisches Milieu im Organismus, in dem sich Krebszellen entwickeln können", beschreibt Dr. Issels das Tumormilieu. Es stellt sozusagen eine schleichende innere Verschlackung und Vergiftung dar. Dazu können eine ganze Reihe von Ursachen führen – und vermutlich ist es auch hier so, daß erst mehrere Faktoren zusammenkommen müssen, um ein krebsförderndes Stoffwechselmilieu im Körper entstehen zu lassen.

Ernährungsfehler stehen mit Sicherheit weit obenan in der Liste der Faktoren, die ein Tumormilieu entstehen lassen. „Der Tod sitzt im Darm", dieser Spruch alter, erfahrener Ärzte gewinnt hier eine verhängnisvolle Bedeutung.

In einem gesunden Darm herrschen ganz bestimmte Säureverhältnisse. Nur in diesem Milieu gedeihen die Millionen Bakterien, die uns bei der Verdauung helfen. Sie schließen die Nahrung erst richtig auf, machen viele Vitalstoffe zugänglich. Ohne sie würde es bald zu einem gefährlichen Mangel an lebenswichtigen Vitaminen und Eiweißbausteinen kommen. Zum anderen darf der Nahrungsbrei nicht zu lange im Darm verweilen. Was wir heute essen, sollte nach 24 bis 36 Stunden ausgeschieden sein. Denn nicht nur mit der Nahrung gelangen Schadstoffe in den Darm. Auch die Verdauungssäfte selbst können sich im Darm zu äußerst schädlichen Stoffen entwickeln. Besonders gilt das für die Gallensäuren und bestimmte Fettbestandteile wie die Cholesterine. Außerdem reizen diese scharfen Stoffe unnötig die Darmwand, wenn sie zu lange im Verdauungskanal verbleiben.

Unsere moderne Zivilisationskost aber drängt die nützlichen Darmbakterien zurück und läßt den Darm träge werden. All die hochgereinigten und entfaserten Nahrungsmittel – die weißen Mehle, die gezuckerten Häppchen, die fetten Saucen – liefern dem Darm nur wenig Masse. Das rutscht alles nur sehr langsam hindurch. Oft dauert es zwei oder drei Tage. Auch wenn jemand täglich Stuhlgang hat, besagt das wenig. Er scheidet dann nämlich nicht die Nahrung von gestern, sondern die von vorgestern oder gar von vorvorgestern aus.

Das wirklich gefährliche an der Zivilisationskost ist vielleicht nicht so sehr, daß sie oft zu wenig sogenannte Vitalstoffe wie Vitamine, Mineralien und Spurenelemente enthält, sondern daß sie die Säureverhältnisse im Darm und im Gewebe verändert, daß sie die natürliche Darmflora schädigt und die Darmträgheit fördert. Dann nützen auch Vitaminpillen nur wenig. In dem veränderten Darmmilieu siedeln sich Mikroben an, die dort nicht hingehören. Von den süßen Mehlspeisen oder den Bierresten können selbst Pilze im Darm wie „Gott in Frankreich" leben. Pilze oder Bakterien, die dort nicht hingehören, gärende Nahrungsreste und Schadstoffe erzeugen giftige Stoffe (Toxine), die durch die Darmwand gelangen und damit ins Blut. Unser Entgiftungsorgan Leber wird auf die Dauer überfordert. Niere und Milz nehmen Schaden, aber noch viel mehr alle Körperzellen.

Falsche oder einseitige Ernährung führt aber noch zu einer anderen Stoffwechselentgleisung, die den Tumorzellen sehr entgegen kommt. Im ganzen Organismus verschiebt sich das Basen-Säuren-Gleichgewicht. Die Gewebe übersäuern, wenn zuviel säurebildende Nahrungsmittel gegessen werden. Fleisch und tierische Fette führen dazu, aber auch Zucker, Süßspeisen, weiße Mehle. Ein saures Stoffwechsel-Milieu lähmt die Aktivität der Abwehrzellen. Krebsgeschwülste machen sich das auch selbst zunutze: Sie sondern Stoffe ab, die um sie herum zu einer Übersäuerung führen. Entsäuernd, also basisch, wirken die meisten Obst- und Gemüsesorten – und viel Bewegung.

Falsche oder einseitige Ernährung führt aber noch zu einer anderen Stoffwechselentgleisung, die den Tumorzellen sehr entgegen kommt

Eine andere „Vergiftungsquelle" sind die sogenannten Herde – Eitersäcke an den Zähnen, Eiter in oder hinter zerklüfteten Mandeln, chronisch entzündete Nebenhöhlen oder andere Entzündungsherde im Körper. Auch sie streuen ständig Toxine in den Organismus.

Genußgifte und Bewegungsmangel fördern zusätzlich das innere Krebsmilieu. Nicht nur der Darm ist träge, oft ist es ja auch der ganze Körper. Das Blut wird dick und zähflüssig, die Zellen bekommen zu wenig Sauerstoff. Die Hormondrüsen funktionieren schlecht. Auch ausgeschwitzt werden Schadstoffe nur noch selten. Viele kleine Ursachen oder Sünden summieren sich zu einer chronischen Stoffwechselstörung, dem Krebsmilieu. Davon bleiben auch die Abwehrorgane des Körpers nicht verschont.

Für biologisch denkende Mediziner ist es daher eine Selbstverständlichkeit, dem Krebskranken auch durch eine „Umstimmungstherapie" zu helfen. Erreichen wollen sie das durch eine Sanierung (Beseitigung) der Streuherde, durch Symbioselenkung (Wiederherstellung einer gesunden Darmflora), durch eine Umstellung der Ernährung und eine Reihe anderer Maßnahmen, auf die im Kapitel „Nachsorge" näher eingegangen wird. Erwähnt seien hier nur die Sauerstoff- und Ozontherapie, die Fiebertherapie, die Eigenblutbehandlung und die Gabe von Enzymen, mit denen schädliche Gifte abgebaut werden können.

Seelische Faktoren

Die Bedeutung der Psyche bei der Genesung und bei der Krebsentstehung gewinnt immer mehr Raum im Bewußtsein der Ärzte und ihrer Patienten. Schon oft ist berichtet worden, daß seelische Erschütterungen, sogenannte psychische Traumen, Krebs zur Folge haben könnten. So etwa der Tod eines geliebten Menschen. Geglaubt haben das eigentlich immer nur die Betroffenen selbst. Sehr viel Skepsis ist bei solchen Berichten auch angebracht. Wenn wir berücksichtigen, wie viele Jahre eine Krebsgeschwulst in der Brust braucht, um zu einem Knoten von über einem Zentimeter Durchmesser zu wuchern, dann scheinen Krebsdiagnosen, wenige Wochen oder Monate nach dem Trauerfall gestellt, eher ein zufälliges Zusammentreffen zweier Ereignisse zu sein – es sei denn, es lag bereits ein „Haustierkrebs" vor, der nun aufbricht. In den meisten

Genußgifte und Bewegungsmangel fördern zusätzlich das innere Krebsmilieu

Die Psyche kann Mitverursacher sein – auf die Genesung hat sie dagegen einen erheblichen Einfluß

Fällen dürften die Zusammenhänge auch hier verwickelter und langfristiger zu sehen sein. Die Psychoonkologen verneinen mehrheitlich die Frage, ob Krebs allein seelische Ursachen habe. Die Psyche kann Mitverursacher sein – auf die Genesung hat sie dagegen einen erheblichen Einfluß.

Bei der Trauer kommt es wohl – ebenso wie bei anderen Belastungen – darauf an, wie sie bewältigt werden. Der Münchner Psychologe Professor H. R. Lückert drückte es auf einer Tagung so aus: „Manche schaffen es nicht, ‚Trauerarbeit' so zu leisten, damit sie ihren Gram schließlich überwinden". Für den Streßforscher steht der Tod eines geliebten Angehörigen oder Freundes an der Spitze aller kritischen Lebenssituationen. Gram ist zunächst die natürliche Reaktion auf einen schweren Verlust. Wenn der Kummer jedoch nach angemessener Zeit nicht abklingt, kann er zu psychischen und psychosomatischen Störungen führen. Wahrscheinlich ist jedoch auch, daß so ein monate- oder jahrelang zermürbender Gram über das Hormonsystem und die Nervenbahnen ganz direkt die Immunkräfte schwächt und damit die Anfälligkeit für Krankheiten allgemein erhöht.

Antwort auf solche Fragen versucht die neue medizinische Disziplin der „Psycho-Neuro-Immunologie" zu geben. Schon die Wortzusammensetzung zeigt, was da in Verbindung gebracht wird: Seele, Nerven und Immunsystem. Einfacher ausgedrückt geht es um die Frage: Können Trauer oder Streß Krebs auslösen, kann eine Psychotherapie heilsam sein? Und wie nimmt die Seele Einfluß auf den Körper?

Daß die Seele Heilkräfte entwickeln oder stärken kann, hat die wissenschaftliche Medizin lange angezweifelt, zumindest bei so schweren und scheinbar organisch bedingten Krankheiten wie Krebs. Jetzt ist „Ganzheitsmedizin" auch an Universitäten ein oft gehörtes Wort.

Der Heidelberger Forscher Dr. Grossarth-Maticek kommt in einer langjährigen Studie zu ähnlichen Ergebnissen. Bei Personen, die chronisch unter Streß oder unbewältigter Trauer stehen, ist die Krankheitsanfälligkeit deutlich erhöht. Sie läßt sich aber – und das ist das Wesentliche seiner Untersuchungen – durch vorbeugende Maßnahmen vermindern oder aufheben. Zu diesen Schutzmaßnahmen gehören einmal psychotherapeutische Gespräche, aber auch viel Bewegung und die Einnahme von Vitaminen. Von 50 Personen, die nichts zur Streßbewältigung taten, erkrankten in den Beobachtungsjahren 15 an Krebs. Von 50 Personen, die aktiv gegen ihren depressiven Zustand angingen und regelmäßig Schutzvitamine nahmen, erkrankte niemand.

Englische Forscher stellten jüngst fest, daß Lymphozyten, die Träger der Krebsabwehr im Körper, ganz direkt von Neurohormonen beeinflußt werden. Die Neurohormone im Gehirn prägen weitgehend unsere „Gefühlslage" und unsere Emotionen. Zumindest einige Lymphozyten besitzen „Empfänger" (Rezeptoren), mit denen sie die „Trauer"- oder „Freude"-Impulse der Nervenzellen aufnehmen. Bei negativen Gefühlsimpulsen werden sie gehemmt, bei positiven angeregt.

Der Neurobiologe David Felten war einer der ersten, der es direkt beobachtete: Unter dem Elektronenmikroskop sah er, wie sich eine Abwehrzelle bis auf hundertstel Milimeter an eine Nervenfaser heranschob. „Dann redeten beide miteinander", beschreibt er den Vorgang. Dieses Miteinander-Reden geschieht durch den Austausch winziger Boten-Moleküle, den Neurotransmittern der Nervenzellen und den Zytokinen der Abwehrzellen. Über 80 solcher Stoffe sind bisher bekannt, weniger allerdings weiß man darüber, wie sie im Einzelnen wirken.

An Patienten mit Hautkrebs konnte gemessen werden, daß nach einem sechswöchigen Psychotraining (Meditationen) Zahl und Aktivitäten der Killerzellen stark ansteigen. Unter Streß, z. B. bei Examenskandidaten sinken die Aktivitäten ab.

Bei Behandlungen mit Immunmodulatoren, also biologischen Substanzen zur Abwehrstärkung, beobachteten Ärzte folgendes: Mit diesen Mitteln konnte kaum ein meßbares Resultat erzielt werden, wenn der Behandelte unter psychischer Belastung stand. Die Abwehrzellen reagierten sehr viel weniger als sonst.

Es fehlt auch nicht an Versuchen, seelische Risikofaktoren zu finden, so wie man auch im organischen Bereich Risikofaktoren kennt. Welche Menschen neigen mehr zu Krebserkrankungen, welche weniger? Solchen Typologien haftet leicht etwas Unvollkommenes an. Es sind immer nur Wahrscheinlichkeitsaussagen möglich. Dennoch: man findet Anhaltspunkte.

Der Münchner Psychotherapeut Dr. Stephan Lermer schildert in seinem Buch „Krebs und Psyche" den Krebstyp folgendermaßen: „Es gibt einen für den Krebs disponierten Persönlichkeitstyp, doch muß diese Persönlichkeit nicht zwangsläufig an Krebs erkranken. Wird dieser Mensch aber überfordert, gestreßt, so bekommt er nicht etwa einen Herzinfarkt, sondern leichter als andere Menschen Krebs." Zu den Charaktermerkmalen dieser Menschen gehört eine sehr tiefgreifende Gefühlshemmung, sie neigen dazu, die Realität zu verleugnen und zu verdrängen; ihre Beziehungen zu anderen sind verwundbar, sie haben eine hohe ethische Selbsteinschätzung, gleichzeitig aber Hemmungen, Wut und Arger zu äußern.

In den Beschreibungen des „Krebstyps" taucht eine Eigenschaft fast immer auf

In den Beschreibungen des „Krebstyps" taucht eine Eigenschaft fast immer auf. Man könnte diese Menschen als die „stillen Dulder" oder auch als die „Unterdrückten" bezeichnen. Damit ist nicht allein gemeint, daß diese Menschen von anderen unterdrückt werden. Das werden sie häufig sicher auch, aber eher deshalb, weil sie sich – so muß man es wohl ausdrücken – freiwillig in die Unterordnung begeben: weil sie nicht aufmucken, weil sie sich zurückhalten, sich nicht vordrängen, weil sie Ärger hinunterschlucken, statt loszuschreien, weil sie Wünsche nicht zu äußern wagen. Sie unterdrücken bei sich selbst Gefühle, Emotionen, Wünsche. Unterdrücken sie dadurch auch ihr Immunsystem?

Der Heidelberger Onkologe und Psychologe, Dr. Manfred Kaufmann, hat den Versuch gemacht, die Frau zu beschreiben, die ein besonders hohes psychisches Risiko hat, an Brustkrebs zu erkranken. Er fand folgende Auffälligkeiten:

- Es fehlt die affektive Anteilnahme. Sie ist still, in sich gekehrt, nicht fähig, Freude und Ärger laut Ausdruck zu geben. Sie ist introvertiert.
- Sie ist wenig aggressiv, versucht also nicht, auch mal mit der Faust auf den Tisch zu schlagen. Sie frißt den Ärger und ihren Kummer in sich hinein.
- Sie versucht, Konflikten auszuweichen, alle Probleme vernunftmäßig zu lösen, um so zu einem harmonischen Ausgleich zu kommen. Sie setzt sich nicht durch.
- Um des lieben Friedens willen verzichtet sie auf eigene Vorstellungen und Wünsche.
- Sie ist eine altruistische, opferbereite, verwundbare Persönlichkeit.

- Ihr Pflichtgefühl verführt sie dazu, eigene Kümmernisse und auch Krankheitssymptome zu vernachlässigen.
- Ihr sexuelles Interesse ist nur schwach ausgeprägt.

Andere Psychoonkologen sind bei solchen Aussagen skeptisch. Sie weisen mit einigen guten Argumenten darauf hin, daß jeder Studie, die bei bestimmten Menschen eine angeborene psychisch-charakterliche „Krebsneigung" findet, andere Untersuchungen gegenüberstehen, die das nicht bestätigen. Eine „Krebspersönlichkeit", der man die Gefahr einer Erkrankung an der „Seele ansieht", gibt es wohl nicht.

Eine „Krebspersönlichkeit", der man die Gefahr einer Erkrankung an der „Seele ansieht", gibt es wohl nicht

Nun ist Streß nicht allein ein psychisches Problem. Nicht nur Trauer, Ärger, Angst, Kummer oder Unglück können krank machen. Auch körperliche Belastungen stressen das Immunsystem, vor allem, wenn diese Anstrengungen auch seelisch als belastend empfunden werden. Leidet beispielsweise ein Mensch unter langandauerndem Arbeitsdruck, so sinkt die Zahl der weißen Blutkörperchen meßbar ab. Diese weißen Blutkörperchen, zu denen die Lymphozyten gehören, aber sind eine entscheidende Waffe des Immunsystems zur Krebsabwehr. So weiß man, daß belastender Streß zu einer vermehrten Ausschüttung von Nebennierenhormonen führt, und daß diese Hormone (Kortisone) die Abwehrkräfte schwächen. Andere Informationskanäle zwischen Nerven- und Immunsystem laufen über Zytokine und Neurotransmitter. So ist ein Zusammenhang zwischen körperlicher oder psychischer Streßbelastung und Krebswachstum durchaus wahrscheinlich.

Doch zurück zu der Frage: Was läßt sich tun? Die Antwort liegt eigentlich auf der Hand: Dem „Krebstyp" – wenn es ihn denn gibt – könnte alles helfen, was seine Veranlagung mildert oder mindert. Dazu gehören sicher Maßnahmen der kleinen Psychotherapie, etwas, was der Betroffene selbst machen kann. Autogenes Training oder autosuggestive Selbsteinreden wie: „Ich fühle mich glücklich", „ich fühle mich gesund" tragen dazu bei, auf Ängste gelassener zu reagieren und den Immunzellen positive Impulse zu geben. Vorteilhaft sind auch Entspannungsübungen wie Qi Gong oder andere meditative Techniken.

Das Alter

Der Faktor, der das Abwehrsystem wohl am meisten und am dauerhaftesten schwächt, ist das Alter. Mit den Jahren kommt alles zusammen: Der Stoffwechsel hat sich verschlechtert, der Streß hat seine Spuren hinterlassen, die Zellen und die Organe haben viel von ihrer natürlichen, jugendlichen Regenerationsfähigkeit verloren, die Hormondrüsen erlahmen. Wie sehr einzelne Organe oder ganze Organsysteme schon in den mittleren Jahren des Lebens in ihrer Leistungsfähigkeit nachgelassen haben, zeigt das Beispiel Lunge. Schon bei einem sonst gesunden 50jährigen liegt die Lungenkapazität, nicht ohne Grund auch Vitalkapazität genannt, um ein Drittel niedriger als bei einem Jugendlichen. Die Sauerstoffsättigung im Gewebe hat entsprechend abgenommen. Das Lebenselement Sauerstoff gelangt, durch beginnende Verkalkung noch zusätzlich behindert, gar nicht mehr ausreichend in alle Gewebe. Herz, Leber, Nieren, Darm, Magen, Nerven – welches Organ auch immer – es zeigt mit Sicherheit Alterungs- und Verschleißerscheinungen.

Das alles allein würde schon genügen, die Krankheitsanfälligkeit im Alter zu erhöhen. Doch für die Krebskrankheit, die ja erst jenseits der Lebensmitte ihre alarmierend hohen Zahlen erreicht, kommt noch ein entscheidender Umstand hinzu: Die Thymusdrüse, das für die Krankheitsabwehr wichtigste Organ, hat bei Menschen ab 50 bis 60 Jahre ihre Tätigkeit weitgehend eingestellt. Diese Drüse, auch Bries genannt, sitzt hinter dem Brustbein. Sie produziert in ihrer aktiven Zeit eine Vielzahl von Thymus-Hormonen und anderen Wirkstoffen, die unsere Abwehrzellen auf ihre vielfältigen Aufgaben vorbereiten und sie ständig kampfbereit halten. Die Thymusdrüse ist sozusagen Lehrmeister und Antreiber der Abwehrzellen, der T-Lymphozyten. Im Knochenmark werden sie gebildet, von der Drüse werden sie für ihre speziellen Aufgaben geschult und aktiviert.

Das Altern der Thymusdrüse fängt bereits nach der Pubertät an. Ihre Rinde beginnt dann schon, sich zurückzubilden. Das macht sich so schnell noch nicht bemerkbar. So stellte denn auch der Privatdozent Dr. A. Morell vom Institut für Tumorforschung der Universität Bern fest, daß sich durch die Verkümmerung der Thymusdrüse zunächst an der Immunstärke eines Menschen wenig ändert. Schwächezeichen des Systems werden nach den Forschungen erstmals im sechsten Lebensjahrzehnt auffällig. Die Zahl der im Körper

Die Thymusdrüse, das für die Krankheitsabwehr wichtigste Organ, hat bei Menschen ab 50 bis 60 Jahre ihre Tätigkeit weitgehend eingestellt

nachwachsenden T-Lymphozyten ist dann kaum noch halb so hoch wie bei jungen Erwachsenen. Das macht schon etwas aus. Denn den T-Lymphozyten obliegt es vor allem, eingedrungene Krankheitserreger oder Fremdzellen aus Tumorgewebe zu erkennen und zu beseitigen.

Ist es also Zufall, wenn parallel zur Schwächung des Immunsystems im Alter die Krebshäufigkeit stark ansteigt? Sicher nicht. Zumindest theoretisch – zur Praxis werden wir gleich kommen – müßte eine vorbeugende und regelmäßige Stärkung des Immunsystems im beginnenden Alter ein Mittel sein, sich zu schützen.

Wie wird Krebs behandelt?

Die Diagnose Krebs ist heute kein Todesurteil mehr. Neueste Statistiken sprechen von 45 Prozent Heilungen. Das ist die Durchschnittszahl für alle Krebserkrankungen, für alle Tumorarten und Stadien. Das bedeutet auch, daß einige Krebsarten sehr viel höhere Heilungsraten haben, daß Kranke im Frühstadium bessere Überlebenschancen besitzen. Es heißt aber auch, daß andere Krebsarten und fortgeschrittene Stadien der Erkrankung sehr viel seltener geheilt werden können. Bei Lungen- oder Bauchspeicheldrüsenkrebs liegen die durchschnittlichen Heilungsraten immer noch unter zehn Prozent.

Fortschritte in der Operationstechnik, in der Chemotherapie und der Radiologie haben in den letzten Jahren einige bemerkenswerte Erfolge gebracht. Kinder, die von dieser schlimmen Krankheit befallen werden, können – im Gegensatz zu noch nicht lange zurückliegenden Zeiten – in ihrer Mehrzahl geheilt werden. Hodenkrebs, der vor allem bei jungen Männern auftritt, kann jetzt in bis zu 90 Prozent der Fälle erfolgreich behandelt werden. Auch die Heilungsraten von Haut-, Brust- und Darmkrebs oder von Leukämien und Lymphomen liegen häufig schon über 50 Prozent.

Profitiert von den Fortschritten der klinischen Behandlungsmethoden haben vor allem Kranke, bei denen das Leiden frühzeitig erkannt werden kann. Der Brustkrebs oder der Krebs am Gebärmutterhals, der Darmkrebs sowie der Hautkrebs sind Beispiele dafür. Bei Frühstadien können bis zu 80 Prozent der Kranken geheilt werden. Für andere häufige Zellentartungen – in der Lunge, am Magen, an Niere, Blase, Leber oder in der Gebärmutter mitsamt den Eierstöcken – gibt es noch keine Früherkennungsmethoden. Entsprechend geringer sind die Erfolge.

Was die konventionelle Medizin einzusetzen hat, sind im wesentlichen die klassischen Methoden Stahl (Chirurgie), Strahl (Radiologie), Gift (Chemotherapie) und adjuvant die Hormontherapie. Über die Hälfte der Heilerfolge sind den Chirurgen zu verdanken, immer mehr Kranke profitieren von der Kunst der Radiologen. Für die Chemotherapeuten bleibt wenig in der Erfolgsstatistik. Nur rund vier Prozent aller Heilerfolge werden durch die Chemotherapie erzielt, und das vor allem bei Kindern und den systemischen Erkrankungen (Blut, Lymphe) bei Erwachsenen. Die Chemothera-

Profitiert von den Fortschritten der klinischen Behandlungsmethoden haben vor allem Kranke, bei denen das Leiden frühzeitig erkannt werden kann

pie bleibt also die umstrittenste aller Behandlungsmöglichkeiten.

Bevor auf die konventionellen Krebstherapien näher eingegangen wird, sollen jedoch noch einige Grundbegriffe geklärt werden:

Von **Heilung** wird im allgemeinen gesprochen, wenn ein Patient fünf Jahre nach der Erstbehandlung tumorfrei geblieben ist. Zwar kann es auch danach noch zu einem Rückfall kommen, doch können sich Krebskranke, die die ersten fünf Jahre überstanden haben, eine große Chance ausrechnen, ihre Krankheit ganz zu überwinden.

Von **kurativer Behandlung** wird gesprochen, wenn die Therapiemaßnahmen auf die Heilung abzielen und diese auch möglich erscheint.

Eine **adjuvante Therapie** bedeutet Zusatztherapie. Sie soll andere Behandlungsmaßnahmen festigen und Rückfällen vorbeugen. So kann nach Operationen adjuvant (ergänzend) eine Chemo- oder Strahlentherapie durchgeführt werden, vor allem dann, wenn der Verdacht besteht, daß sich bereits Mikrometastasen, noch nicht erkennbare Tochtergeschülste, gebildet haben. Die Immunbehandlung ist fast immer eine adjuvante Therapie.

Als **palliativ** wird eine Therapie bezeichnet, wenn die Chance der Heilung gering ist, wenn es vornehmlich darum geht, dem Patienten das Leben zu erleichtern, etwa einen Darmverschluß zu beseitigen, eine Speiseröhre wieder durchgängig zu machen, das Atmen zu erleichtern oder Schmerzen zu lindern. Als palliativ gilt eine Therapie auch dann, wenn man hofft, das Tumorwachstum zu verlangsamen. Eine palliative (lindernde) Therapie kann operativ erfolgen, sie kann durch Bestrahlungen oder Zytostatika vorgenommen werden, aber auch mit anderen kräftigenden oder schmerzstillenden Mitteln. In diesem Stadium der Erkrankung muß abgewogen werden, ob der mögliche Nutzen einer Therapie im rechten Verhältnis zu ihren Belastungen steht. Auch die Immuntherapie in fortgeschrittenen Stadien hat meist nur palliativen Charakter, kann dann aber viel zu einer besseren Lebensqualität beitragen.

An den **Remissionen** bemessen die Mediziner ihren Erfolg. Das Wort bedeutet „Rückbildung". Man unterscheidet „Teil-Remissionen", bei denen der Tumor um 25 oder gar 50 Prozent verkleinert werden kann. Von „Voll-Remissionen" spricht man, sobald die Geschwulst nach der Behandlung klinisch nicht mehr nachweisbar ist. Remissionen, auch vollständige, sind aber noch keine Garantie für

Als palliativ gilt eine Therapie auch dann, wenn man hofft, das Tumorwachstum zu verlangsamen

einen endgültigen Erfolg. Oft sind sie nur kurzfristig, halten nur Monate an.

Ein **Rezidiv** liegt vor, wenn ein Tumor nach einer scheinbar erfolgreichen Behandlung wieder im Operationsgebiet zu wuchern beginnt. Dieser Rückfall entsteht, wenn der Tumor nicht vollständig entfernt werden konnte, die Primärgeschwulst also wieder wächst.

Als **Metastasen** werden Tochtergeschwülste bezeichnet, die sich aus abgesiedelten Tumorzellen irgendwo im Körper bilden. Sie lassen sich anfangs nur schwer finden und bekämpfen. Wenn es gelänge, die Metastasenbildung zu verhindern oder einzuschränken, wäre viel gewonnen.

Von **erfolgreicher Behandlung** wird in der Onkologie schon gesprochen, wenn es gelingt, den Tumor zu verkleinern, also Remissionen zu erzielen. Auch heißt es oft ein wenig verschleiernd: Die Kranken „profitieren" von der Behandlung. Daß diese „Erfolge" oft nur vorübergehend sind, wird meist nicht dazu gesagt.

Operation – wenn möglich immer

Die Erstbehandlung des Tumors ist fast immer die Operation. Rund 80 Prozent aller Kranken werden nach der Diagnose dem Chirurgen anvertraut. Das Messer, der Stahl, ist die Behandlungsmethode mit der höchsten Erfolgsrate. Wenn viele der Operierten später einen Rückfall erleiden, liegt das nicht am Chirurgen. Dann war der Tumor schon über das kranke Organ durch Absiedlungen „hinausgewachsen". Das zeigt aber auch, wie wichtig es ist, eine Operation durch abwehrstärkende Maßnahmen zu ergänzen.

Das Vorgehen des Chirurgen richtet sich nach der Biologie, dem Sitz und dem Stadium des Tumors

Das Vorgehen des Chirurgen richtet sich nach der Biologie, dem Sitz und dem Stadium des Tumors. Sein Ziel ist es in jedem Fall, den Tumor möglichst ganz zu beseitigen. In den Stadien I und II wird in aller Regel ein kurativer Eingriff versucht. Die Geschwulst ist dann in ihrem Wachstum oft noch örtlich begrenzt, kann also meist vollständig aus dem gesunden Gewebe herausgeschnitten werden.

Dabei heißt ein Grundsatz: Soviel wie möglich, doch nicht mehr als nötig. Denn trotz vielfältiger und sehr spezifischer Diagnosemethoden ist es nicht immer möglich, den Tumor im Gewebe genau abzugrenzen. Eine Geschwulst ist ja kein fest abgegrenztes Gebilde. Sie wächst invasiv: Sie dringt mit Ausläufern mitunter weit in das umgebende Gewebe vor. Oft sind auch schon die dem Tumor am nächsten liegenden Lymphknoten von winzigen Absiedlungen infiltriert. Das kann der Operateur nicht immer sehen oder tasten. Deshalb wird zur Sicherheit fast immer auch ein Teil des umliegenden, scheinbar gesunden Gewebes mitentfernt. Das gilt auch für möglicherweise befallene Lymphknoten. Insgesamt geht der Trend dahin, den Eingriff zu beschränken, auf jeden Fall aber allzu verstümmelnde Operationen zu vermeiden.

Brustkrebs kann vielleicht als typisch für den Trend in der chirurgischen Krebsbehandlung angesehen werden. Ein halbes Jahrhundert lang wurde die Operation nach den Regeln des amerikanischen Chirurgen W. S. Halsted durchgeführt. Bei dieser „radikalen Mastektomie" wurde die ganze Brust einschließlich der Muskeln amputiert. Ebenfalls entfernt wurden die Lymphknoten in der gleichseitigen Achselhöhle. Dann setzte sich langsam die „einfache Mastektomie" durch. Entfernt wurde nur noch die ganze Brustdrüse. Der Brustmuskel sowie Teile des Haut- und Bindegewebes blieben erhalten. Diese kleinere Operation ersparte den Frauen viele Nebenwirkungen und sie machte einen Wiederaufbau der Brust, eine Brustplastik möglich.

Anfang der 80er Jahre wurde dann in mehreren Studien festgestellt, daß die Heilungschancen wenig damit zu tun haben, wie radikal operiert wird. Man ging dazu über, nur noch den Krebsknoten herauszuschneiden und die Lymphknoten in der Achsel zu kontrollieren, also eine brusterhaltende Operation. Aber es dauerte zehn bis 15 Jahre, ehe sich diese brusterhaltende Operation durchsetzte. Zunächst wagte man sie auch nur bei Knoten von ein bis zwei Zentimetern Größe. Heute wird sie auch bei größeren Geschwülsten durchgeführt. Die Erfolge sind genau so gut wie bei den radikalen Eingriffen. Diese werden nur noch gemacht, wenn die Geschwulst allzu groß ist oder wenn sie sehr ungünstig liegt. Allerdings wird bei der brusterhaltenden Operation fast immer eine Nachbestrahlung nötig. Damit soll erreicht werden, daß auch eventuell übersehene kleine Krebsnester beseitigt werden, die sonst zu einem Rezidiv führen könnten.

Schwierig werden alle Eingriffe bei schon fortgeschrittenen Stadien III und IV einer Krebserkrankung. Der Tumor ist mit seinen Ausläufern dann schon weit in gesundes Gewebe vorgestoßen, hat es „infiltriert". Er hat die tieferen Haut- oder Schleimhautschichten

Anfang der 80er Jahre wurde in mehreren Studien festgestellt, daß die Heilungschancen wenig damit zu tun haben, wie radikal operiert wird

erreicht oder schon durchstoßen, hat Nervenbahnen oder wichtige Blutadern umschlossen. Vielfach muß auch schon mit Metastasen gerechnet werden, nicht nur in den nahen Lymphknoten, sondern auch in anderen Organen. Diese Fernmetastasen können, auch wenn sie feststellbar sind, selten chirurgisch entfernt werden. Oft sind sie auch noch gar nicht zu lokalisieren. Dann sind unbedingt ergänzende (adjuvante) Behandlungen nötig, sei es mit einer Chemotherapie und/oder einer intensiven Immuntherapie.

In den fortgeschrittenen Stadien ist eine Operation oft nicht mehr möglich oder es bleibt dem Chirurgen nichts anderes übrig, als die Tumormasse soweit wie möglich zu verkleinern. Für das weitere Schicksal des Kranken kann auch das erhebliche Vorteile bringen. Der Körper wird nicht mehr so stark mit den giftigen Stoffwechselprodukten des Tumors belastet, das Leben wird erleichtert. Schmerzen können gemildert oder verhindert werden. Vor allem aber können die Erfolgsaussichten einer anschließenden Therapie erhöht werden. Das gilt besonders für die Immuntherapie. Jedes Gramm Tumor, das operativ entfernt wird, hilft mit, das Schicksal des Erkrankten zum Guten zu wenden.

Jedes Gramm Tumor, das operativ entfernt wird, hilft mit, das Schicksal des Erkrankten zum Guten zu wenden

Oftmals werden bei einer Tumorerkrankung Zweitoperationen nötig. Die Fortschritte in der Chirurgie, aber auch die immer längeren Überlebenszeiten der Patienten, machen es möglich und aussichtsreich, ein zweites oder drittes Mal das Skalpell anzusetzen. Es kann ein Rezidiv entstanden sein, das sich operativ entfernen läßt. Auch Metastasen können operiert werden, wenn sie als Einzelgeschwülste auftreten und dem Messer zugänglich sind. Lungen- oder Lebermetastasen werden häufig chirurgisch beseitigt. Solche Eingriffe können erheblich zur Lebensverlängerung und auch zur Verbesserung der Lebensqualität beitragen.

Das gilt auch für „Erleichterungsoperationen". Sie werden notwendig, wenn die Geschwulst lebenswichtige Körperfunktionen beeinträchtigt, wenn etwa der Darm oder die Speiseröhre so eingeengt sind, daß die Aufnahme von Speisen oder die Ausscheidung behindert werden. Auch zur Ausschaltung von Schmerzen, etwa wenn ein Nerv eingeklemmt wird, sind solche Operationen notwendig. Sie sollten jedoch vom Kranken, besonders aber auch von den Angehörigen, sorgsam bedacht werden. Wenn solche Eingriffe das Leben des Kranken erträglicher machen, scheinen sie diskutabel.

Insgesamt läßt sich sagen, daß die Operation wenn immer möglich durchgeführt werden soll. Die Chirurgie dürfte allerdings an ihre Grenzen gestoßen und nur noch im Detail verbesserungsfähig sein. Daß auch scheinbar gut gelungene Eingriffe nicht immer Heilung bedeuten, liegt an der Biologie des Tumors. Auch kleinere Geschwülste können schon vorher gestreut haben und Metastasen bilden. Jeder Patient sollte daher sehr skeptisch bleiben, wenn ein Chirurg ihm verkündet: „Wir haben alles herausoperiert" und dabei den Eindruck erweckt, der Patient sei nun geheilt und könne weiterleben wie bisher. Kein Operateur kann das garantieren. Der Hamburger Professor Klaus Thomsen bekannte einmal auf dem Deutschen Krebskongreß: „Es gelingt trotz noch so guter Operation nicht immer, auch die letzten Krebszellen zu entfernen, mit dem verbleibenden Rest muß die körpereigene Abwehr fertig werden."

„Es gelingt trotz noch so guter Operation nicht immer, auch die letzten Krebszellen zu entfernen, mit dem verbleibenden Rest muß die körpereigene Abwehr fertig werden."

Laser, die neue Waffe

Erweitert wird das Instrumentarium der Chirurgen durch ergänzende und verfeinerte Operationsmöglichkeiten mit Laser oder durch endoskopische Eingriffe. Vor allem die verschiedenen Laserverfahren gewinnen zunehmend an Bedeutung. Kleine oder lindernde Eingriffe können vorgenommen werden, ohne den Patienten sehr zu belasten. Operiert wird mit einem scharf gebündelten Lichtstrahl, einem „Hitzeskalpell". Das zu entfernende Gewebe wird verschmort oder unblutig abgetrennt, da die Hitze auch die feinsten Adern sofort verschorft. Stärke und Impulsdauer des Lichtstrahls können je nach Bedarf gewählt werden. Bis auf Bruchteile von Millimetern genau kann operiert werden.

In der Tumortherapie wird Laser vor allem angewandt, wenn es um äußerste Genauigkeit geht, etwa am Auge, am Kehlkopf oder an kleinen Geschwülsten, bei denen das Messer zu grob wäre. Auch zugewucherte Bronchien können aufgebohrt werden. Eingeschränkt wird die Laseranwendung dadurch, daß nur an Stellen operiert werden kann, die in oder dicht unter der Haut liegen oder die durch Körperöffnungen zugänglich sind. Die Strahlenquelle muß ja mit einer biegsamen Sonde (Endoskop) bis direkt an den Tumor vorgeschoben werden. Ähnlich sind auch kleinere Eingriffe mit einem Endoskop möglich, das an der Spitze kleine Messerchen oder

Schlingen enthält, etwa zum Entfernen von Darmpolypen, die zu bösartiger Entartung neigen.

Eine weitere Möglichkeit für die Laserbehandlung ist die photo-dynamische Therapie. Sehr erfolgreich wird sie schon bei Erkrankungen von Haut, Blase, Lunge, der Speiseröhre und Hals- und Rachenkrebs genutzt.

Das Prinzip der Behandlung ist einfach und schonend für den Patienten: Er bekommt zunächst Substanzen mit fluoreszierenden Eigenschaften eingeflößt. Diese reichern sich nach kurzer Zeit in allen Tumorzellen an. Wird das verdächtige Gewebe dann mit einem bestimmten Laserlicht bestrahlt, leuchten alle Krebszellen auf und werden sichtbar. Verstärkt man den Laserstrahl, „explodieren" die Tumorzellen sozusagen, werden zerstört. Das gesunde Zellgewebe wird fast überhaupt nicht geschädigt. Die Methode ist sowohl zur Diagnose wie zur Behandlung geeignet.

Über besondere gute Erfolge wird bei Blasen- und Hautkrebs sowie bei Mund-Rachentumoren berichtet

Über besondere gute Erfolge wird bei Blasen- und Hautkrebs sowie bei Mund-Rachentumoren berichtet. Die Tumoren können meist völlig beseitigt werden. In der Speiseröhre oder den Bronchien können Geschwülste oft soweit verkleinert werden, daß Behinderungen beim Atmen oder Essen gebessert werden. Beschränkt wird die Anwendung durch die relativ geringe Eindringtiefe der Laserstrahlen von wenigen Millimetern. Es werden daher nur Krebszellen erfaßt, die oberflächlich auf der Haut oder den inneren Schleimhäuten wachsen.

Bestrahlung – oft hilfreich

Etwa die Hälfte aller Krebskranken wird im Laufe der Behandlung einer Bestrahlung unterzogen. Meist erfolgt sie ergänzend zur Operation, wenn der Verdacht besteht, daß in bestimmten Körperregionen Krebsnester zurückgeblieben sind oder wenn einzelne Metastasen vorliegen. Angezeigt ist sie auch, wenn eine Operation nicht möglich sein sollte. In manchen Fällen kann sie auch dazu dienen, den Tumor vor der Operation zu verkleinern.

Die Strahlentherapie ist durch die Verbesserung der Geräte mit Sicherheit zu einem wirkungsvollen Instrument in der Krebsbekämpfung geworden. Die Radiologen – wie die Fachärzte für Bestrahlung genannt werden – können mit Recht für sich in Anspruch nehmen, an vielen Heilungen beteiligt zu sein.

Zwei Ziele haben sich die Radiologen gesetzt: In geeigneten Fällen die völlige Zerstörung der Geschwulst, eine kurative Therapie also; in fortgeschrittenen Fällen ihre Verkleinerung und damit eine Lebensverlängerung, eine palliative Behandlung.

Besonders erfolgreich ist die Strahlenbehandlung bei Tumoren, die von den Lymphknoten ausgehen, so bei Non-Hodgkin-Lymphomen oder beim Morbus Hodgkin. Hodentumore und kleinzellige Karzinome (Lunge) sprechen ebenfalls gut auf die Bestrahlung an. Mäßig bis gut sind die Erfolge bei Plattenepithelkarzinomen, die sich auf Schleimhäuten entwickeln, sowie bei anderen soliden Tumoren. Erkrankungen des Rachenraums oder der Brust werden häufig nach der Operation bestrahlt.

Vor jeder radiologischen Behandlung werden alle Möglichkeiten der modernen, bildgebenden Diagnostik ausgeschöpft, Röntgen, Angiographie (Gefäßdarstellung), Computertomographie, Sonographie (Schalluntersuchung) und gegebenenfalls auch die Kernspin-Tomographie. Nur so lassen sich Sitz und Ausdehnung des Tumors genau bestimmen und unnötige Schäden in Nachbarorganen vermeiden. Bei der Berechnung und Führung des Strahlenkegels hat oft schon ein Physiker das letzte Wort.

Die Strahlenärzte stehen grundsätzlich vor dem gleichen Problem wie die Chemotherapeuten: Ihre Therapie zerstört zwar Krebszellen, schädigt aber auch in erheblichem Ausmaß mitbestrahltes gesundes Gewebe. Der „Strahlenkater" während und nach der Behandlung ist nur das äußerlich und vordergründig bemerkbare Symptom dafür. Die gravierenden Schäden machen sich oft erst später bemerkbar.

Strahlen wie auch die Zytostatika wirken am besten, wenn sich die Tumorzelle im Teilungsstadium befindet. Dann ist jede Zelle besonders empfindlich für solche Einwirkungen von außen. Die Wirkung beider Maßnahmen beruht im Grunde darauf, daß sich Krebszellen häufiger teilen als die meisten gesunden Körperzellen. Bei der Therapie werden deshalb letztlich mehr Tumorzellen vernichtet, weil sie sich öfter teilen. Bei einer Bestrahlung (und bei der Chemotherapie) werden dadurch aber auch besonders jene Organsysteme mitbetroffen, deren Zellen sich im Normalzustand ebenfalls schnell teilen. Das sind besonders die blutbildenden Zellen des Knochenmarks (wo auch die Abwehrzellen gebildet werden) und die empfindlichen Schleimhäute im ganzen Körper.

Strahlen wie auch die Zytostatika wirken am besten, wenn sich die Tumorzelle im Teilungsstadium befindet

Theoretisch ließe sich jede Krebsgeschwulst völlig zerstrahlen, wenn man sie gezielt treffen könnte. Aber die Strahlen müssen durch gesundes Gewebe hindurch, um die Geschwulst zu erreichen. Und sie hören dort nicht auf zu wirken. Sie dringen tiefer in den Körper ein. Darum wird ein Kompromiß nötig: Es können selten so viele Bestrahlungen gegeben werden, wie nötig wären, um die ganze Geschwulst zu zerstören. Die Nebenwirkungen auf das umliegende, gesunde Gewebe setzen der Therapie eine Grenze. Beim Eierstockkrebs etwa wird dieses Handicap der Radiologie deutlich: Was nutzt es der Patientin, wenn der Tumor im Becken beseitigt wird, gleichzeitig aber auch der Darm, die Blase und andere Unterleibsorgane so stark geschädigt werden, daß sie nicht mehr richtig funktionieren?

Die Strahlenärzte können nur durch einige Tricks versuchen, die Belastung des gesunden Gewebes in Grenzen zu halten. Und da haben sie und die Hersteller sich eine Menge einfallen lassen. Sie lassen beispielsweise die Strahlenquelle kreisen, so daß zwar der Tumor immer im Mittelpunkt des Strahlenkegels liegt, das umliegende Gewebe aber nur sporadisch getroffen wird. Der Strahlenkegel wird außerdem durch Bleiplatten so verengt, daß möglichst wenig gesundes Gewebe getroffen wird. Das ist eine von Computern gesteuerte Maßarbeit geworden. Die Radiologen experimentieren mit Mitteln, die die Strahlenempfindlichkeit des Tumors erhöhen, und sie geben die erforderliche Strahlendosis in Intervallen, in Abständen, um dem gesunden Gewebe immer wieder Erholungspausen zu gönnen. Schon geringfügige Verstöße gegen diese Regeln, etwa eine etwas höhere Dosis oder weniger lange Pausen, können für Patienten quälende Folgen haben, wie es vor wenigen Jahren der Hamburger Strahlenskandal gezeigt hat. Viele Patienten quälen sich noch heute mit Strahlenschäden herum.

Trotz aller Vorsichtsmaßnahmen ist es nicht möglich, eine Strahlentherapie ganz ohne Nebenwirkungen durchzuführen. Diese können den Patienten mehr oder weniger belasten. Wie auch bei der Chemotherapie reagieren die Patienten sehr unterschiedlich auf die Strahlenbelastung, einige sehr heftig, andere wiederum kaum.

Mit modernen Telekobalt-, Hochvoltgeräten oder Photonenstrahlern läßt sich zwar heute manches Leid vermeiden, was

Trotz aller Vorsichtsmaßnahmen ist es nicht möglich, eine Strahlentherapie ganz ohne Nebenwirkungen durchzuführen

früher zum unvermeidlichen Nebeneffekt der Bestrahlung gehörte. Doch auch mit den technisch ausgereiften Geräten können bestimmte Strahlenschäden auftreten. Da sind einmal die Sofortfolgen, die den Patienten bereits während der Therapie belasten können: Es kommt zu Müdigkeit, Schwindelanfällen, Übelkeit, Erbrechen, schleimigen oder blutigen Durchfällen (bei Bauchbestrahlungen) oder Störungen bei der Miktion, also beim Wasserlassen. Werden der Rachen- oder Halsbereich oder die Lunge mit hohen Dosen bestrahlt, kommt es zu quälenden Schleimhautreizungen im Mund, im Rachen, in der Speiseröhre und in den Bronchien. Die Speicheldrüsen versagen, der Geschmack geht verloren. Auch Strahlenpneumonien, Lungenentzündungen, können folgen. Werden nach der Brustoperation auch der Schulterbereich und die Achselhöhle bestrahlt, erhöht sich das Risiko eines Lymphödems im Arm.

Die adjuvante Bestrahlung nach einer Brustoperation wird jedoch von den allermeisten Patientinnen gut vertragen. Das Brustgewebe ist ziemlich unempfindlich gegenüber den Strahlen.

Bei massiven Bestrahlungen ganzer Körperregionen treten leider auch Spätfolgen auf, die meist viel gravierender sind und über die von den Strahlenärzten nicht so gerne öffentlich gesprochen wird. Die Strahlen schädigen vor allem die inneren Schleimhäute und die blutbildenden Organsysteme. Mit Schleimhäuten ist beispielsweise das ganze Innere unseres Körpers ausgekleidet, vom Rachen bis zum Darmausgang. Der Bauchraum besteht sozusagen fast nur aus Schleimhäuten. Dort sind denn auch die Spätschäden besonders häufig und schwer. Zehn bis 20 Prozent der Bestrahlten müssen damit rechnen, daß solche Schäden nicht nur vorübergehend sind, sondern daß sie die Lebensqualität später erheblich herabsetzen und Nachbehandlungen erfordern.

Strahlenschäden laufen in zwei Phasen ab. Die akuten Schäden heilen, so Professor Leo Koslowski auf dem Münchner Chirurgenkongreß, meist spontan ab. Sie verursachen für wenige Wochen oder Monate heftige Beschwerden. Dann vergehen manchmal ein bis drei Jahre relativer Beschwerdefreiheit, ehe sich die Spätfolgen bemerkbar machen. Es kommt beispielsweise zu schmerzhaften Geschwüren und ständigen Entzündungen am Darm oder an der Blase. Es bilden sich Fisteln oder Zysten. Fibrosen (Vernarbungen)

Die adjuvante Bestrahlung nach einer Brustoperation wird von den allermeisten Patientinnen sehr gut vertragen

am Bindegewebe treten auf. Die geschädigten Darmschleimhäute reagieren mit häufigem Stuhlgang, ohne daß sich der Darm völlig entleert. Harnleiter können verkleben und zu Schwierigkeiten beim Wasserlassen führen. Die Ernährung kann zu einem Problem werden. Nach Rachenbestrahlungen brauchen viele Patienten künstlichen Speichel oder sie können keine feste Nahrung mehr aufnehmen. Medizinisch sind solche späten und chronischen Strahlenschäden schwer zu behandeln.

Ein anderer Nachteil der Strahlentherapie, der bedacht werden sollte: Wenn sich im bestrahlten Gebiet neue Geschwülste bilden sollten, kann kaum erneut behandelt werden. Auch andere Behandlungen wie eine Chemotherapie oder auch Immuntherapien verlieren an Wirksamkeit.

Manche Patienten vertragen auch hohe Strahlendosen fast ohne Beschwerden

Auffallend ist, daß solche Beschwerden sehr unterschiedlich auftreten. Manche Patienten vertragen auch hohe Strahlendosen fast ohne Beschwerden. Andere leiden erheblich unter geringeren Dosen. Voraussehen und bei der Therapie berücksichtigen läßt sich das kaum. Erwiesen ist jedoch, daß die Gabe von Antioxidantien eine Strahlentherapie sehr viel verträglicher macht. Antioxidantien sind die schon erwähnten Radikalenfänger Beta-Karotin, Vitamin C und E sowie das Spurenelement Selen. Die Bestrahlung erzeugt nämlich eine Unmenge von freien Radikalen. Das ist therapeutisch beabsichtigt. In der Geschwulst wirken die freien Radikale zerstörerisch auf die Tumorzellen. Im gesunden Gewebe schädigen sie jedoch die Schleimhautzellen und verursachen viele der schweren Nebenwirkungen. Die Radikalenfänger wirken hier als Schutz, ohne jedoch die Strahlenwirkung auf die Tumorzellen zu beeinträchtigen.

Wenn bei der Bestrahlung auch Organe des blutbildenden Systems getroffen werden – das wären vor allem das Knochenmark, die Milz oder die Thymusdrüse – kann die Schwächung und Schädigung des Immunsystems heftiger und dauerhafter sein als bei einer Chemotherapie. Nach Abschluß der Bestrahlung soll darum eine aufbauende Immuntherapie begonnen werden.

Chemotherapie bleibt umstritten

„Ein gnadenloses Zuviel an Therapie" überschrieb der „Spiegel" 1987 eine Serie über die Krebsbehandlung. „Es sollte uns nachdenklich stimmen, wenn eine zunehmende Zahl von Ärzten und

Ärztinnen sagt: ‚An mir würde ich eine solche Therapie nicht durchführen lassen' ", wird darin Professor Klaus Thomsen zitiert, zwei Jahrzehnte lang Chef der Gynäkologie an der Hamburger Uniklinik. Von einer „unnötigen Quälerei" für viele Patienten spricht der Genfer Professor Sauter. Auf dem Welt-Krebskongreß 1990 in Hamburg stellten sich die Onkologen auch öffentlich dieser vorher fast nur intern geäußerten Kritik. „Wir haben zulange gebraucht, um zu erkennen, daß die Chemotherapie nur in wenigen Fällen der Heilung dient", hieß es in einer offiziellen Presseverlautbarung. „Bei 80% der Erkrankungen ist die Chemotherapie nutzlos", stellte Prof. Schmähl vom Deutschen Krebsforschungszentrum fest. Und der namhafte Onkologe Prof. Hossfeld gab zu: „Die Konzeption unserer klinischen Studien war jahrelang falsch. Das Leid der behandelten Menschen ist nur unzureichend bedacht worden. Der Effekt der Therapie steht oft in keinem Verhältnis zu den Nebenwirkungen, die wir vielen Patienten mit der Chemotherapie zufügen."

Auch heute ist die Chemotherapie bei vielen Anwendungen noch nicht aus dem „Experimentierstadium" heraus

Auch heute – mehr als zehn Jahre danach – ist die Chemotherapie bei vielen Anwendungen noch nicht aus dem „Experimentierstadium" heraus.

Anlaß für diese Selbstbesinnung war eine Untersuchung, die der Heidelberger Wissenschaftler Dr. Ulrich Abel trotz massiver Einschüchterungsversuche vorgelegt hat. Nach einer Überprüfung von über 1000 in der ganzen Welt gemachten Studien war er zu dem „niederschmetternden" Ergebnis gekommen: „Es gibt kaum einen Hinweis dafür, daß die Chemotherapie bei fortgeschrittenen epithelialen Tumoren eine Lebensverlängerung bringt".

Epitheliale Tumoren machen rund 80% aller Erkrankungen aus. Es sind Geschwülste, die vom Epithel ausgehen, der Deckschicht der Haut und der inneren Schleimhäute vom Mund bis zum Darmende, in der Lunge, den Harnwegen, den Brustdrüsen und den weiblichen Geschlechtsorganen. Bis auf wenige Ausnahmen sind es fast alle „Organkrebse", die im Erwachsenenalter auftreten.

Die Krebsärzte rieten damals und raten auch heute noch allen Betroffenen, vor einer empfohlenen Chemotherapie einen zweiten Arzt zu Rate zu ziehen. Bei neuen Studien mit Zytostatika soll künftig immer auch die Lebensqualität mitbeurteilt werden. Prof. Gerhard Nagel, langjähriger Präsident der Deutschen Krebsgesellschaft: „Unser Ziel muß es sein, den Patienten mit allen Mitteln im Leben zu halten, aber nicht mit allen Mitteln am Leben".

Bedacht werden sollte bei aller Kritik, daß viele Krebsärzte bei der Behandlung in einem Gewissenskonflikt stehen. Einmal gebietet ihnen das ärztliche Ethos, alles zu tun, um dem Kranken zu helfen. Und häufig sind es der Kranke oder seine Angehörigen, die darauf drängen, daß etwas getan wird. Sie klammern sich verständlicherweise an diesen Strohhalm, auch wenn ihnen nur eine geringe Erfolgschance angedeutet wird. Übersehen werden darf aber nicht, daß die Chemotherapie in den letzten Jahren erheblich verfeinert wurde, daß es durch die Kombination mehrerer Präparate und neue Mittel gelungen ist, die Nebenwirkungen erträglicher zu gestalten und die Erfolge zu verbessern. Die grundsätzliche Ablehnung dieser Behandlungsmethode ist sicher nicht richtig. Aber mehr als bei allen anderen Behandlungsmethoden gilt es hier, die Vor- und Nachteile gegeneinander abzuwägen.

Die grundsätzliche Ablehnung dieser Behandlungsmethode ist sicher nicht richtig

Bei den chemischen Anti-Krebs-Mitteln handelt es sich, wie schon gesagt, um Zellgifte. Pate bei den ersten Mitteln standen die tödlichen Kampfgase aus dem Ersten Weltkrieg. Aber auch aus Pflanzen wie der Eibe und neuen chemischen Verbindungen werden diese Präparate hergestellt. Ihre Wirkung beruht im Prinzip darauf, daß sie in unterschiedlicher Weise die Zellteilung blockieren. Krebszellen, die sich gerade teilen, sterben ab, leider aber auch gesunde Zellen. Ruhende Zellen, auch Tumorzellen, werden von diesen Giften kaum beeinträchtigt. Wirksam werden diese Mittel also nur, wenn die Zelle – die gesunde wie die entartete – in das Teilungsstadium eintritt. Daraus ergibt sich ein zweifaches Dilemma für die Chemotherapie:

● Da sich in einer Krebsgeschwulst niemals alle Zellen zu gleicher Zeit teilen, werden immer nur Teile des Tumors bei der Behandlung erfaßt. Diesen Nachteil versuchen die Chemotherapeuten durch ausgeklügelte Kombination von verschieden wirkenden Mitteln auszugleichen.

● Es werden auch gesunde Zellen zerstört. Die Wirkung der Zytostatika beruht – wie bei den Strahlen – darauf, daß sich Krebszellen häufiger teilen als normale Zellen. Nur deshalb werden auch mehr davon vernichtet.

Die gleichzeitige Schädigung des gesunden Zellgewebes setzt der Chemotherapie darum enge Grenzen. Oft muß sie wegen der schweren Nebenwirkungen vorzeitig abgebrochen werden.

Warum also Chemotherapie? Ließe sich auf so eine bedenkliche Behandlung nicht ganz verzichten? Beim gegenwärtigen Stand der Krebsbehandlung ist das leider nicht möglich. Bei verschiedenen Krebsarten, so den lymphatischen oder leukämischen Formen, bietet sie die einzige Möglichkeit, überhaupt etwas Entscheidendes zu tun – und das mit guten Erfolgen. Bei den vielen organbezogenen Krebserkrankungen ist die Chemotherapie unterschiedlich wirksam. Eingesetzt wird sie, um vermutete oder manifeste Metastasen zu bekämpfen.

Für den Kranken, für seine Angehörigen, aber auch für den Arzt ist es schwer, hier eine richtige Entscheidung zu treffen. Denn wer gehört zu den wenigen, denen geholfen werden kann, wer zu den vielen, denen durch diese aggressive Therapie die Krankheit zusätzlich erschwert wird? Einen verläßlichen Test gibt es leider nicht. So besteht leider weiterhin die Situation, daß, um 25 von hundert Kranken zu helfen, die 75 anderen unnötig leiden müssen.

Die Nebenwirkungen der verschiedenen Chemotherapeutika sind prinzipiell ähnlich, auch wenn die Mittel unterschiedliche Wirkungsansätze haben. Schäden werden vor allem in jenen Organen und Systemen des Organismus angerichtet, deren Zellen sich schnell vermehren. Deutlich wird das am Haarausfall. Haarzellen teilen sich besonders oft, sie werden daher auch besonders schnell von der Chemotherapie geschädigt. Was am Haar sofort sichtbar wird, trifft – unsichtbar – auf viel lebenswichtigere Organe zu. Wie bei der Bestrahlung (bei der die Schäden wenigstens örtlich begrenzt werden können), so sind auch durch die chemischen Mittel vor allem die Schleimhäute betroffen, das lymphatische System und das Knochenmark mit seinen blutbildenden Zellen. Und es muß mit Schäden an Lunge, Leber, Nieren, Blase und Herz gerechnet werden.

Besonders folgenreich sind die Schäden, die am Lymphsystem und am Knochenmark angerichtet werden. Hier sind die Produktionsstätten für Blutzellen und Abwehrzellen. Mehr als jede andere Therapie lähmen die Zytostatika die Abwehrkräfte des Kranken. Sein Immunsystem wird zumindest zeitlich, wenn nicht auf Dauer, schwer geschädigt.

Die Nebenwirkungen der verschiedenen Chemotherapeutika sind prinzipiell ähnlich, auch wenn die Mittel unterschiedliche Wirkungsansätze haben

„Die in der Onkologie verwendeten Chemotherapeutika gehören zu den giftigsten Mitteln der Medizin. Die zur Erleichterung, Entlastung und Linderung von Beschwerden gedachten Chemotherapeutika führen selbst zu neuen Beschwerden und Belastungen, die nicht selten bewirken können, daß ein sich trotz Krebserkrankung wohlfühlender Patient durch die Therapie krank wird", beginnt ein Aufsatz von Professor Gerhard Nagel über „Verantwortbare Risiken bei der palliativen Chemotherapie" in der Zeitschrift „Onkologie". Bei einer „kurativen" Behandlung, also einer Therapie mit dem Ziel der Heilung, können und müssen, so der Freiburger Onkologe, schwerste Nebenwirkungen in Kauf genommen werden. Ganz anders sei die Chemotherapie zu beurteilen, wenn bei fortgeschrittenen Tumoren nur noch eine Lebensverlängerung oder eine Linderung des Leidens möglich ist. Das ist meist der Fall, wenn schon Metastasen aufgetreten sind. Zitiert werden muß auch der international anerkannte Onkologe Professor de Vita: „Die Mehrheit der zytostatisch behandelten Patienten erleidet die Nebenwirkungen, kommt jedoch kaum in den Genuß der Vorteile."

Die Mehrheit der zytostatisch behandelten Patienten erleidet die Nebenwirkungen, kommt jedoch kaum in den Genuß der Vorteile

In welchen Fällen ist nun eine Chemotherapie sinnvoll und aussichtsreich? Wann ist sie nur mit äußerster Zurückhaltung anzuwenden? Einen Überblick gab Privat-Dozentin Dr. Uta Bruntsch vom Institut für Onkologie und Hämatologie des Klinikums Nürnberg auf einer ärztlichen Fortbildungsveranstaltung. In dieser Übersicht sind nur die häufigsten Erkrankungsarten bei Erwachsenen aufgeführt:

Tumoren des Erwachsenen, bei denen durch Chemotherapie eine Heilungschance besteht

- Hodenkarzinome
- Chorionkarzinom (Eihaut)
- Hodgkin-Lymphom
- Non-Hodgkin-Lymphom
- Ewingsarkom
- Schmincketumor
- akute myeloische Leukämie

Tumoren des Erwachsenen, bei denen durch Chemotherapie die Chance einer Linderung und Lebensverlängerung besteht

- Prostatakarzinom
- Ovarialkarzinom (Eierstock)
- Brustkrebs
- Zervixkarzinom (Gebärmuttermund)
- Einige Tumoren im HNO-Bereich
- Speiseröhren-Karzinom
- Blasenkarzinom
- kleinzelliges Bronchialkarzinom
- Endometriumkarzinom (Gebärmutter)

Tumoren des Erwachsenen, die auf Chemotherapie nicht oder sehr gering ansprechen

- Hypernephrom (Niere)
- Melanom (Hautkrebs)
- Kolonkarzinom (Darm)
- Magenkarzinom
- Pankreaskarzinom (Bauchspeicheldrüse)
- Nicht-Kleinzelliges Bronchialkarzinom
- Schilddrüsenkarzinom
- Urothelkarzinom (Harnwege)
- Hirntumor
- Sarkom (Knochen)

Die Entscheidung für oder gegen eine Chemotherapie bringt alle Beteiligten in tiefe Konflikte, Betroffene, Angehörige und Ärzte. Sie beeinträchtigt meist mehr oder weniger die Lebensqualität des Patienten. Wer sich vorher nicht krank fühlte, tut es jetzt. Und jeder Beteiligte muß sich die Frage stellen: Wiegen die Nebenwirkungen der Behandlung den (ungewissen) Erfolg auf? Ohne jede Behandlung können viele Patienten laut Abel-Studie mit einem fortgeschrittenen Tumorleiden auch noch lange und ohne große Beschwerden leben, oft sogar ebensolange oder länger als mit einer Chemotherapie.

Verbessert werden kann die Situation des Betroffenen fast immer durch eine ergänzende biologische Behandlung. Das subjektive Wohlbefinden kann lange erhalten werden. Schmerzen und andere Beschwerden lassen sich lindern. Und nicht selten kommt es zu einer lebenswerten Lebensverlängerung, die über das hinausreicht, was Klinikärzte prognostiziert hatten.

Bei der Urteilsbildung sollten auch Hinweise des Therapeuten, durch die Chemotherapie sei es möglich, den Tumor zu verkleinern, kritisch betrachtet werden

Bei der Urteilsbildung sollten auch Hinweise des Therapeuten, durch die Chemotherapie sei es möglich, den Tumor zu verkleinern, kritisch betrachtet werden. Immer deutlicher zeigt sich: Eine durch Zytostatika erreichte Remission (volle oder teilweise Rückbildung) bedeutet keineswegs immer auch eine verlängerte Lebenszeit. „Beim häufigsten Bronchialkarzinom (nichtkleinzelliges), bei Tumoren des Magen-Darm-Traktes, des Rachenraums oder beim Melanom (Hautkrebs) schlägt sich, was klinisch als Remission imponiert und als Therapieerfolg verbucht wird, nur bei ganz wenigen Patienten in echtem Lebensgewinn nieder", warnen Professor Nagel oder Dr. Abel vor ungerechtfertigten Hoffnungen.

Wenig Hoffnungen also durch die Chemotherapie? Zumindest für die fortgeschrittenen Krebsleiden im Erwachsenenalter muß das mehr oder weniger angenommen werden.

Regionale Chemotherapie

Es fehlt nicht an Versuchen, die Zellgifte gezielter einzusetzen, um die schweren Nebenwirkungen auf den Organismus zu vermeiden. Eine Möglichkeit ist die regionale Chemotherapie. Sie besteht darin, z. B. die von Metastasen befallene Leber vom allgemeinen Blutkreislauf abzuklemmen und über eine Herz-Lungen-Maschine mit Blut zu versorgen, dem die Zytostatika in hoher Dosierung beigegeben werden. Auch bei Metastasen im Becken oder im Brustbereich ist diese Regionale Chemotherapie möglich. Ihr Vorteil ist, daß die Zellgifte kaum in den ganzen Organismus gelangen, sodaß viele Nebenwirkungen nicht oder nur vermindert auftreten. Die Langzeitergebnisse werden jedoch noch unterschiedlich beurteilt.

Hochdosis-Chemotherapie

Äußerst umstritten ist selbst unter Onkologen eine andere Form der Chemotherapie: Die Behandlung mit superhohen Dosen von Zytostatika. Die Zellgifte werden bei dieser Hochdosis-Therapie um ein

Mehrfaches höher dosiert als bei einer normalen systemischen Chemotherapie. Möglich wird die Behandlung, seit es gentechnisch hergestellte Wachstumsfaktoren gibt, durch die Schäden am Blutbild schneller behoben werden können, sowie durch eine Übertragung von Stammzellen, die eine schnellere Regeneration der Lymphozyten, also der Abwehrzellen bewirken. Angewandt wird die Hochdosis-Therapie vor allem bei fortgeschrittenem Eierstockkrebs, beim kleinzelligen Lungenkarzinom, bei fortgeschrittenem Brustkrebs und einigen lymphatischen Tumorerkrankungen. Nur bei letzteren sind die Therapieergebnisse überzeugend. Amerikanische Onkologen kamen nach Auswertung der bisher vorliegenden Studien 1999 zu dem Urteil, daß zumindest bei fortgeschrittenem Brustkrebs kein Vorteil gegenüber einer weniger belastenden normalen Chemotherapie erreicht wird.

Über die Chemotherapie kann zusammenfassend gesagt werden:

- Zytostatika können – wenn auch oft unter schweren Belastungen für den Patienten – bei einigen wenigen und seltenen Krebsarten als Heilmittel gelten (Gruppe 1 der Tabelle).
- Zytostatika können bei einigen anderen Krebsarten zu Lebensverlängerungen führen (Gruppe 2 der Tabelle).
- Bei den meisten Krebsarten sollte eine Chemotherapie sehr gut überlegt werden; es sei denn, es sollen durch die Behandlung bestimmte Teilerfolge erreicht werden, etwa die Verkleinerung von Geschwülsten, die Schmerzen oder andere Beschwerden verursachen oder um sie operabel zu machen.

Für den Betroffenen und seine Angehörigen muß dieses Kapitel sehr viele Fragen und Besorgnisse aufwerfen. Was soll ich denn nun tun? Gibt es wirklich so wenig Hoffnung, wenn das Krebsleiden in ein fortgeschrittenes Stadium übergegangen ist? Was kann der Arzt denn in solchen Fällen noch tun, um zu helfen?

Als Antwort sei auf verschiedene Studien hingewiesen, die folgendes belegen: Wird die Chemotherapie mit einer Immuntherapie kombiniert, lassen sich die Ergebnisse verbessern. Das ist sowohl für Mistel- wie für Thymuspräparate vielfach bewiesen. Verdoppeln läßt sich die Wirksamkeit der Zytostatika oft in einer Kombination mit der Hyperthermie. Auch hierfür gibt es beweiskräftige Studien. Es lassen sich langfristige Lebensverlängerungen bis hin zu Heilungen erzielen.

Wird die Chemotherapie mit einer Immuntherapie kombiniert, lassen sich die Ergebnisse verbessern

Noch segensreicher wäre es allerdings, wenn bei mehr Patienten mehr dafür getan würde, das Auftreten von Metastasen zu verhindern. Gleich nach der Operation, besser noch vorher, müßte diese Nachbehandlung zur Abwehrstärkung beginnen. Mehr darüber finden Sie in den Kapiteln über die Immuntherapie.

Hormontherapie

Eine abgesicherte und bewährte Begleittherapie ist die Hormonbehandlung – oder genauer gesagt: Eine Antihormonbehandlung. Allerdings ist sie nicht bei allen Krebsarten möglich. Bekannt ist seit langem, daß beispielsweise der Brustkrebs und das Prostata-Karzinom, beschränkt auch Eierstock- und Gebärmutterkrebs, in ihrem Wachstum von Hormonen beeinflußt werden. Bei den Frauen geschieht es vorwiegend durch Östrogene, bei den Männern durch Gestagene.

Brustkrebs und das Prostata-Karzinom werden in ihrem Wachstum von Hormonen beeinflußt

Das Prinzip dieser Behandlung ist schnell erklärt: Von den genannten Hormonen gehen Wachstumsimpulse aus, die für eine normale Funktion der Brustdrüsen oder der Prostata notwendig sind. Diese Wachstumsimpulse sind jedoch schädlich, wenn sie auf entartete Zellen treffen. Die sollen ja nicht zur Vermehrung angeregt werden. Also behandelt man solche hormonabhängigen Tumore, indem man ihnen die wachstumsfördernden Hormone entzieht. Früher wurden deshalb die hormonproduzierenden Drüsen herausoperiert, also die Eierstöcke beziehungsweise die Hoden. Bei den Hoden macht man es auch jetzt noch häufig.

Inzwischen sind Medikamente entwickelt worden, mit denen sich der gleiche Effekt erzielen läßt. Bei Brustkrebs werden Mittel verabreicht, die den Östrogenen gleichen, die aber nicht deren wachstumsfördernde Eigenschaften haben. Dazu gehören das Antiöstrogen Tamoxifen. Es verhindert, daß die Zellen der Brustdrüse das körpereigene Östrogen aufnehmen können. Die Drüsenzellen der Brust besitzen ja sogenannte Rezeptoren, sozusagen Angelhaken, mit denen sie die Östrogene aus dem Blut herausfischen. Diese Rezeptoren werden nun durch Tamoxifen blockiert und die Östrogene gelangen nicht zur Zelle. Mit anderen Hormonblockern ist es auch möglich, die Produktion körpereigener Östrogene zu stoppen.

Besonders bei älteren Frauen ist die Hormontherapie wirksam und verträglich. Das Fortschreiten eines Tumors läßt sich stoppen, die Bildung von Metastasen oder Rezidiven verhindern oder verzögern. Die Mittel können einige Jahre lang eingesetzt werden, mitunter verlieren sie dann an Wirksamkeit. Voraussetzung ist allerdings, daß an den Tumorzellen der Brust Östrogenrezeptoren vorhanden sind. Das ist nicht immer der Fall. Deshalb wird das vorher untersucht. Sind welche vorhanden – Befund „Rezeptor-positiv" – kann die Hormonbehandlung sehr wirksam sein. Fehlen die Rezeptoren (Rezeptor-negativ), bleibt sie wirkungslos.

Der große Vorteil der Hormonbehandlung liegt darin, daß sie sehr viel besser vertragen wird als die Chemotherapie. Bei Patientinnen nach den Wechseljahren soll – wenn nötig – immer erst eine Hormonbehandlung versucht werden, bevor die schweren Geschütze der Zytostatika eingesetzt werden. Bei Patientinnen mit positivem Rezeptorstatus vor den Wechseljahren und mit hohem Rückfallrisiko wird die Hormonbehandlung meist mit einer Chemotherapie kombiniert.

Als **Nebenwirkungen** können bei der Hormonbehandlung klimakterische Beschwerden auftreten – zum Beispiel Hitzewallungen, Schweißausbrüche oder Trockenheit der Schleimhäute.

Bei der Behandlung von Prostatakarzinomen wird fast immer eine ergänzende Hormontherapie gemacht. Um die Wirkung der männlichen Hormone auszuschalten, werden meist die weiblichen Gegenspieler, die Östrogene verabreicht. Die körpereigene Hormonproduktion läßt sich auch durch „Suprefact" oder ähnliche Mittel lahmlegen. Wenn das nicht ausreicht, kann es nötig werden, die Hoden zu entfernen. Bei erkrankten Männern über 70 oder 75 Jahre kann je nach Krebsbefund auf eine Operation verzichtet und nur mit Hormonen behandelt werden.

Der große Vorteil der Hormonbehandlung liegt darin, daß sie sehr viel besser vertragen wird als die Chemotherapie

Neue Therapieansätze

Der Nobelpreisträger Paul Ehrlich träumte schon Anfang des Jahrhunderts davon, daß es doch möglich sein müßte, den Krebs mit körpereigenen Waffen zu schlagen, mit den „Säften" des Organismus. Eine biologische Therapie also. Seine Vorstellung – von Naturheilärzten schon lange aufgegriffen – beginnt jetzt wahr zu werden. Im September 1987 trafen sich 1500 Forscher aus aller Welt zu einem großen Kongreß in Hamburg. Von einer „Wende in der Krebstherapie" war die Rede. „Weg von den chemischen Giften" hieß es und „hin zu biologischen Therapien". Optimismus, Aufbruchstimmung kam auf.

Das ist zwölf Jahre her. Nicht alle Hoffnungen haben sich erfüllt. Aber vorsichtiger Optimismus ist geblieben. Weltweit forschen Wissenschaftler und Ärzte auf diesem Gebiet. Sie haben dabei viel gelernt – und eine Vielzahl neuer Therapieansätze gefunden. Sie kommen noch nicht allen Patienten zu Gute, und sie sind noch nicht bei allen Krebsarten erfolgreich, in vielen Einzelfällen aber eröffnen sie neue Chancen.

Zytokine

Interferon ist das bekannteste aller Zytokine, wie die Botenstoffe genannt werden, mit denen sich unsere Abwehrzellen verständigen, sich antreiben, sich Angriffsziele setzen oder sich bremsen. Alle Zytokine werden je nach Bedarf von den Immunzellen selbst gebildet. Die Interferone – es gibt davon verschiedene Unterarten – sind am besten erforscht. Dieser Abwehrstoff hindert zum Beispiel Krankheitserreger daran, sich zu vermehren. Er ist ein Signal für andere Abwehrzellen, aktiv zu werden.

Die Interferone – es gibt davon verschiedene Unterarten – sind am besten erforscht

Bei der Krebsbehandlung haben Interferone bisher bei zwei seltenen Erkrankungsarten nennenswerte Erfolge gebracht: bei der Haarzell-Leukämie und beim Kaposi-Sarkom, das häufig als Folge der Immunseuche AIDS auftritt. Das letzte Wort über diesen natürlichen Abwehrstoff ist allerdings noch nicht gesprochen. In neuen Variationen und Kombinationen mit anderen Zytokinen wird er weiterhin erprobt.

Interessanter für die Onkologen sind die **Interleukine** geworden. Wenn beispielsweise die Helferzellen des Immunsystems einen Fremdling im Körper entdecken, der beseitigt werden muß, schütten sie diesen Signalstoff aus. Das ist dann das Signal für andere Abwehrzellen, sich auf den erkannten Feind – ob nun Bakterium, Virus oder Krebszelle – zu stürzen. Besonders die Killerzellen werden durch Interleukine aktiviert. Wie Jagdhunde werden sie durch diesen Stoff – den es ebenfalls in mehreren Varianten gibt – sozusagen „scharf gemacht".

Entwickelt wurde diese Behandlung erstmals am Nationalen Krebsinstitut in Bethesda (USA) von Dr. Steven A. Rosenberg. Dabei werden dem Patienten zunächst bestimmte Lymphozyten (Abwehrzellen) aus dem Blut herausgefiltert. Diese werden dann im Reagenzglas mit reinem Interleukin 2 aktiviert. Durch die Verbindung mit Interleukin sollen die entnommenen Lymphozyten zu Krebs-Killer-Zellen dressiert werden. Dieses Prinzip wird an vielen Kliniken weiterverfolgt, abgewandelt und verbessert. Dabei zeigt sich immer mehr, daß die Zytokine einzeln wenig bewirken, in der Kombination jedoch oftmals eine ganze Menge.

Auch in Kliniken der Bundesrepublik wird mit Zytokingemischen behandelt und experimentiert. Ärzte der Medizinischen Hochschule Hannover berichteten über gute Einzelerfolge. Metastasen von Nierenkrebs in der Lunge konnten bei einigen Patienten zum Verschwinden gebracht werden. In anderen Tumorzentren werden Interferone und Interleukine einzeln oder kombiniert bei fortgeschrittenen Tumorleiden eingesetzt. Die besten Erfolge konnten bisher bei der Behandlung von Nierenzellkrebs und Melanomen erzielt werden. Ein anderer Anwendungsbereich ist die vorbeugende Tumorimpfung. Den Impfstoffen werden zur besseren Wirksamkeit Zytokine zugesetzt.

Die besten Erfolge konnten bisher bei der Behandlung von Nierenzell-krebs und Melanomen erzielt werden

Als Nebenwirkung kommt es bei der Zytokin-Behandlung zu Abgeschlagenheit, Fieber oder auch Schüttelfrost. In sehr hoher Dosierung werden sie kaum noch eingesetzt, weil dann Kreislaufzusammenbrüche drohen. Interessant ist aber auch: Mistel, Thymus oder Organseren bewirken ebenfalls eine verstärkte Bildung von Zytokinen – und zwar auf natürliche Weise.

Antikörper gegen Krebszellen

Ein anderer, erfolgversprechender Therapieansatz ist die Behandlung mit Antikörpern. Das sind jene Aufpasser des Immunsystems, die am Anfang jeder Abwehrreaktion stehen. Im Kapitel über das Immunsystem wurde schon darauf eingegangen. Sie halten zu Millionen überall im Organismus Wache. Sie erkennen einen möglichen Feind an dessen Antigen-Muster. Dann heften sie sich fest an ihn, markieren ihn und alarmieren die Abwehrkräfte, die Killer- und Freßzellen. Bei Tumorzellen scheint das nicht immer zu klappen. Die machen sich wenig kenntlich und oft besitzt das Abwehrsystem noch keine oder zu wenig Antikörper, die diesen neuen Feind erkennen und zum Angriff freigeben.

Da helfen nun die Ärzte gentechnisch nach. Sie ermitteln, welche Antigene eine Tumorzelle trägt und züchten dazu passende Antikörper. Bei Darmkrebs, bei Brustkrebs und einer bestimmten Form von Lymphdrüsenkrebs ist das schon gelungen, entsprechende Medikamente sind auf dem Markt. Bei Darmkrebs ist es „Panorex". Es wirkt vor allem vorbeugend, zur Verhütung von Metastasen. Das Mittel wird deshalb direkt nach Operationen eingesetzt, wenn der Verdacht besteht, das sich Mikrometastasen abgesiedelt haben könnten. Dann wirken die Antikörper ebenso gut wie eine vorbeugende Chemotherapie, aber ohne größere Nebenwirkungen.

Der Tumor benötigt für sein Wachstum einen bestimmten Eiweißstoff, der vom Körper produziert wird

Bei Brustkrebs hat sich „Herceptin" in ersten Behandlungsstudien bewährt. Der Tumor benötigt für sein Wachstum einen bestimmten Eiweißstoff, der vom Körper produziert wird – weil auch gesunde Zellen ihn brauchen. Die schnellwachsenden Krebszellen aber haben ihn besonders nötig. Brustkrebszellen helfen sich, indem sie besonders viele Fangarme (Rezeptoren) für diesen Wachstumsförderer aussprossen. Der Wirkstoff im Herceptin heftet sich nun an diese Rezeptoren und blockiert diese für die Aufnahme des Eiweißstoffes. Die Krebszelle verhungert sozusagen, schrumpft und stirbt ab. Leider sprechen nur etwa ein Drittel der Patientinnen auf die Behandlung an. Deshalb muß vorher untersucht werden, ob die Tumorzellen den Rezeptor besitzen. Die Behandlung wird mit einer Chemotherapie kombiniert. In der Schweiz und in den USA ist das Mittel schon zugelassen, in der Bundesrepublik soll das Anfang 2000 geschehen.

Angiogenese – den Tumor aushungern

1998 machte ein ganz neues Therapiekonzept Schlagzeilen und Hoffnungen. „Wir hungern die Krebsgeschwulst aus", hieß es.

Theoretisch ist es denkbar, in Tierversuchen hat es funktioniert – die ersten Behandlungsstudien sind begonnen worden – auch in Deutschland, in der Uniklinik Freiburg.

Was berechtigt zu Hoffnungen? Jede Geschwulst braucht einen Anschluß an das Adernsystem, um sich mit Sauerstoff und Nährstoffen zu versorgen. Wenn ein Krebsknoten etwa linsengroß geworden ist, braucht er dringend einen Anschluß an den Blutkreislauf des Körpers, um sich mit Sauerstoff und Nährstoffen zu versorgen. Die Tumorzellen sondern dann einen Botenstoff ab, der im Gewebe bis zur nächsten Ader durchsickert. Diese verfügt über Antennen (Rezeptoren), die diese Botschaft aufnehmen. Und schon sproßt aus der Ader eine Abzweigung zum Tumor hin. Forscher entdeckten nun, daß es andere Stoffe gibt, die entweder das Absenden der Botschaft oder ihren Empfang stören oder verhindern. Es könnte eine Therapie werden, die das Anwachsen von Metastasen verhindert oder sogar schon vorhandene Absiedlungen „verhungern" läßt.

Die verwendeten Wirkstoffe kommen zum Teil aus der Natur oder sind ihr nachempfunden. Viele Pflanzen enthalten solche Substanzen. Die krebshemmende Wirkung von grünem Tee oder von Soja wird zum Teil darauf zurückgeführt. Für eine therapeutische Wirkung sind jedoch höhere Wirkstoffkonzentrationen nötig, als sie natürlicherweise in Pflanzen enthalten sind.

Den ganzen Menschen behandeln

In den vorangegangenen Kapiteln wurden die Mittel und Methoden vorgestellt, mit denen die Klinikärzte behandeln und die sie erproben. Alleine mit den klassischen Therapien (Operation, Bestrahlung, Chemotherapie) dürften nur noch geringe Verbesserungen der Behandlungserfolge erreichbar sein. Und ehe neue Mittel und Methoden praxisreif werden und allen Patienten zu Gute kommen, vergehen meist Jahre. Um so dringlicher bleibt die Frage, was Betroffene denn heute schon tun können, um ihre Heilungschancen zu erhöhen?

Die heute möglichen biologischen Behandlungen sind vorwiegend von Ärzten aus der Erfahrungsheilkunde entwickelt worden. Sie sind in ihrer Wirksamkeit durch zahlreiche Studien belegt und werden schon in vielen Kliniken als begleitende, unterstützende Therapie empfohlen oder angewandt. Sie als „Außenseitertherapien" abzutun oder ihnen jede Wirksamkeit abzusprechen, zeugt eher von Unwissen oder Vorurteilen.

Die Vorstellungen der wissenschaftlichen und der erfahrungsheilkundlichen Medizin begegnen sich bei dem Bemühen, den Tumor über „körpereigene Regulationssysteme" zu bekämpfen.

Was ist darunter zu verstehen? Im Grunde ist es das, was Naturheilkundler schon lange als „biologische Ganzheitsmedizin" bezeichnen. Es ist die weitgehende Abkehr von der Vorstellung, daß man die Krebskrankheit allein mit Messer, Gift und Strahl besiegen könne. Neben den tumorzerstörenden Mitteln müssen ergänzend Mittel angewandt werden, die die körpereigenen Abwehr- und Heilungskräfte mobilisieren. Das geschieht vornehmlich über die Regulationssysteme. Eine Krebsgeschwulst ist ja abhängig von dem Organismus, in dem sie wuchert. Sie wird durch Hormone angeregt oder gebremst, sie wird durch Abwehrzellen angegriffen, sie ist abhängig vom Blutkreislauf, sie muß im Stoffwechsel einen fruchtbaren Nährboden finden und selbst das Nervensystem bleibt nicht ohne Einfluß. Immunsystem, Hormonsystem, Kreislaufsystem, Stoffwechsellage, Nervensystem, das retikuläre System (Bindegewebe mit den Zellzwischenräumen), das Lymphsystem und nicht

Neben den tumorzerstörenden Mitteln müssen ergänzend Mittel angewandt werden, die die körpereigenen Abwehr- und Heilungskräfte mobilisieren

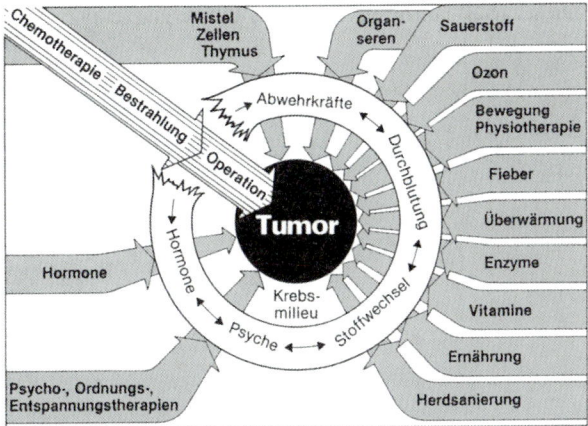

Abb. 2: Das Prinzip der biologischen Krebsabwehr

Diese Zeichnung soll das Prinzip der biologischen Krebsabwehr verdeutlichen: Während radikale Eingriffe wie Operation, Bestrahlung und Chemotherapie das Immunsystem und andere Regulationssysteme (Hormon-, Nerven-, Stoffwechsel- oder Kreislaufsystem) zerschlagen oder stark schädigen, besteht die biologische Behandlung gerade darin, diese Regulationssysteme zu stärken. Der Kreis symbolisiert diese körpereigene Abwehrfront gegen den Tumor. Durch aggressive Therapien wird schnell Tumormasse beseitigt, das ist nötig. Dann muß aber die natürliche Abwehr wieder aufgebaut werden. Biologische Therapien wirken mehr indirekt. Sie erfordern Geduld und bestehen immer aus mehreren Maßnahmen.

zuletzt die Psyche – das sind Regulationssysteme des Körpers, über die eine erfolgreiche Krebsbekämpfung möglich ist.

Biologische Therapien

Bevor nun Heilmittel und Methoden der Erfahrungsheilkunde vorgestellt werden, sollte eine wichtige Vorbemerkung gemacht werden: Ganzheitliche Therapie – medizinisch als „komplementäre Therapie" bezeichnet – wird immer eine Behandlung mit mehreren Mitteln sein. Denn es genügt meist nicht, allein das Immunsystem zu aktivieren. Gleichzeitig müssen Stoffwechsel (z.B. durch Ernährung), Kreislauf (z.B. durch Sauerstofftherapien), müssen Seele und Körper leistungsfähig gemacht werden. So ein Basisprogramm für die Krebsnachbehandlung haben Wissenschaftler und Ärzte der Gesellschaft für Biologische Krebsabwehr und der Deutschen Gesellschaft für Onkologie entwickelt. Wir drucken es hier gekürzt ab, um Ihnen zunächst einmal einen Überblick zu geben und es Ihnen zu erleichtern, die dann im einzelnen beschriebenen Heilmittel und Heilverfahren besser beurteilen und einordnen zu können.

In den Katalog möglicher Maßnahmen wurden nur solche aufgenommen, für die es ausreichende wissenschaftliche Begründungen und langfristige praktische Erfahrungen bzw. klinische Studien gibt. Neben der Stärkung der körpereigenen Heilkräfte zielen alle Maßnahmen auch darauf ab, die Lebensqualität des Kranken zu verbessern:

1. **Psychische Aktivierung**
   Positive, nicht resignierende Wegbegleitung des Patienten. Dazu gehören u. a. Gesprächstherapien, Entspannungsübungen, Kurse zur Angstbewältigung, Meditationen, Gesundheits-Schulung und Aufklärung über die Krankheit

2. **Körperliche Aktivierung**
   Sportliches Training, Gymnastik, physikalische Therapien (Kneipp), Terrain- und Klimakuren

3. **Stoffwechsel-Aktivierung**
   Vollwertkost, Frischkost, Einschränkung von Fett und Fleisch, Vermeidung von raffinierten Kohlenhydraten (Zucker, Weißmehle)
   Ergänzung mit Mineralstoffen (z. B. Magnesium, Kalium)
   Ergänzung mit Spurenstoffen (z. B. Zink, Selen)
   Ergänzung mit Vitaminen (besonders A bzw. Beta-Karotin, C, E)
   Bei Notwendigkeit Darmsanierung („Symbioselenkung") mit Milchsäure- oder Bakterienpräparaten
   Entgiftung durch Nikotin- und Alkoholverzicht, keine unnötigen Medikamente, Leberschutz u. a.

4. **Immun-Modulation**
   Pflanzliche Präparate (Mistellektine, Echinacea)
   Peptidpräparate (Thymus, Organseren)
   Enzymtherapie zur Unterstützung der Abwehrzellen
   Sauerstoff-Therapie (SMT, HOT)
   Fiebertherapie durch Bakterienlysate

Dieser Maßnahmen-Katalog für eine ergänzende biologische Therapie erhebt nicht den Anspruch auf Vollständigkeit. Er stellt einen Versuch dar, aus der Vielfalt der angebotenen Mittel und Methoden eine begründete Auswahl zu treffen. Für Laien sei darauf hingewiesen, daß nicht alle genannten Mittel und Methoden gleichzeitig oder nacheinander angewendet werden müssen oder sollen. Was im Einzelfall davon nötig ist, muß der Arzt je nach Diagnose und Krankheitszustand entscheiden.

Dieses Basisprogramm zur Tumorbehandlung gilt im Prinzip für alle organbezogenen Krebsarten. Es sollte schon vor oder zumindest gleich nach der Operation begonnen und bei einer Chemo- oder Strahlentherapie begleitend durchgeführt werden. Diese Behandlung bietet die große Chance, daß Rückfälle verzögert oder gar verhindert werden können. Die Lebensqualität der Patienten läßt sich erheblich verbessern. Doch nun zu den Mitteln und Methoden im einzelnen:

Dieses Basisprogramm zur Tumorbehandlung gilt im Prinzip für alle organbezogenen Krebsarten

Thymuspeptide vermehren Abwehrzellen

Die Anfänge einer Thymustherapie reichen bis zum Beginn unseres Jahrhunderts zurück. Aber es waren immer nur Einzelversuche. Das für die Körperabwehr wichtigste Organ, die Thymusdrüse, wurde von der Medizin lange fast völlig übersehen, wie ja überhaupt die ganze Immunforschung erst jüngeren Datums ist.

Sie begann eigentlich erst Mitte der sechziger Jahre und mit ihr die Thymusforschung. In Mitteleuropa hob ein schwedischer Tierarzt die Drüse in das Bewußtsein einer breiten Öffentlichkeit, Dr. Ellis Sandberg. Er hatte Tausende von Menschen mit dem von ihm entwickelten Drüsenextrakt (THX) gegen alle möglichen Altersleiden und Gebrechen behandelt. Dabei beobachtete er, daß unter seinen Patienten Krebserkrankungen seltener auftraten, als zu erwarten gewesen wäre. In dieser Zeit erkannten auch Wissenschaftler die zentrale Bedeutung der Drüse für die Körperabwehr. Mitte der sechziger Jahre begannen in den USA zwei Professoren, sich mit der Thymusdrüse und ihren Peptiden näher zu befassen. Es waren Abraham White und Allan Goldstein im Albert-Einstein-Institut in New York. Bald wurde ihnen klar, daß das komplizierte menschliche Immunsystem praktisch „unter dem Generalkommando der Thymus-Lymphozyten steht". Aus den über 20 verschiedenen Thymus-

Fraktionen, Peptiden, Hormonen und ähnlichen Wirkstoffen isolierten sie einen besonders wirksamen Extrakt und nannten ihn „Thymosin". Erste Behandlungsversuche verliefen vielversprechend.

Eine Studie wurde von Dr. Chretien durchgeführt. Er behandelte Patienten mit einem inoperablen kleinzelligen Lungentumor. Von den Patienten lebte nach zwei Jahren noch jeder dritte – ohne Anzeichen von Krebs. Und das ohne jede weitere Therapie. In verschiedenen anderen Studien wurde Thymosin kombiniert mit Chemotherapeutika eingesetzt. In fast allen Fällen waren die Behandlungsergebnisse besser als mit alleiniger Chemotherapie.

An der Universität Tübingen arbeitete der Biochemiker Professor Wolfgang Voelter mit Thymusextrakten. In einem Interview sprach er von „ernsthaften Hoffnungen". Von Ärzten seines Arbeitskreises wurden 40 schulmedizinisch aufgegebene Kranke behandelt. Bei allen konnte durch die Thymustherapie das Krebswachstum gebremst werden. Ihre Lebensqualität besserte sich auffallend. Am besten bewährte sich bei diesen Therapieversuchen eine Kombination von Chemotherapie und Thymusinjektionen.

„Unsere Therapie beruht auf einer Stärkung des Abwehrsystems", betonte der Tübinger Professor. Die Thymustherapie sei zwar keine „Wunderwaffe", aber wenn die Erfolge so weitergingen wie bisher, werde sie sich durchsetzen. „Wenn ich selbst erkranken sollte, würde ich auf dieser Behandlung bestehen", sagte er.

In München konnte Dr. Wolfgang Werk feststellen, daß die Thymustherapie die Abwehrlage des Kranken stärkt. Die Zahl der T-Lymphozyten, der Abwehrzellen im Blut – bei Tumorpatienten oft erschreckend niedrig – wird auf normale Werte angehoben. Dr. Werks vorsichtiges Urteil: Durch Thymusextrakte scheint eine Verzögerung von Rückfällen und eine Eindämmung der Metastasenbildung möglich zu sein. Ob sich eine Erhöhung der Heilungsquote erreichen läßt, bleibt abzuwarten.

An der Strahlenklinik Janker in Bonn gab Frau Dr. Trutwin 277 Patienten, die vorher operiert worden waren, fünf Jahre lang dreimal täglich zehn Thymusdragees zusätzlich zu anderen notwendigen Therapien. Meist waren es Frauen mit Brustkrebs. Als erstes fiel ihr eine schnelle subjektive Besserung bei den Kranken auf. Häufig hörte sie Äußerungen wie: „Mir ist es lange nicht so gut gegangen", „ich fühle mich kräftiger", „ich habe meinen alten Gesundheitszustand wieder

Durch Thymusextrakte scheint eine Verzögerung von Rückfällen und eine Eindämmung der Metastasenbildung möglich zu sein

erreicht". Selbst Schwerkranke fühlten sich gebessert. Laboruntersuchungen zeigten, daß die Anzahl der Lymphozyten unter der Behandlung stark anstieg, oft sogar auf den bei Gesunden vorhandenen Normalwert.

Die Bilanz nach fünfjähriger Zusatztherapie mit Thymus liest sich höchst hoffnungsvoll: Bei der Hälfte der Patienten trat eine spürbare Verbesserung des Wohlbefindens ein. Mehr als ein Drittel fühlten sich auch seelisch gestärkt. Infektionen, bei der abwehrschwächenden Chemotherapie häufig, waren bei über der Hälfte der Patienten nur selten zu beobachten.

Das sind jedoch nur die teilweise sehr subjektiven Nebenbefunde, bei einer Krankheit wie dieser aber auch schon viel wert. Doch zum Hauptbefund, dem Einfluß von Thymus auf das Tumorleiden, konnte Frau Dr. Trutwin ebenfalls beeindruckende Zahlen vorlegen: Bei den zusätzlich mit den abwehrstärkenden Dragees behandelten Patienten gab es in den fünf Jahren insgesamt 110 Rückfälle. Bei einer Vergleichsgruppe ohne Thymus-Therapie betrug die Zahl der Rezidive dagegen 160. An ihrem Leiden verstarben in der Thymusgruppe 54 Patienten, in der Nicht-Thymus-Gruppe waren es 103 Kranke, mehr als doppelt soviele. Rückfälle (Metastasen) waren in der Thymusgruppe nicht nur seltener, sie traten im Durchschnitt auch erst ein Jahr später auf.

Der britische Forscher Prof. John Hobbs vom Westminster-Hospital in London stellte fest, daß ein großer Teil einer Patienten, besonders häufig Krebskranke, über verminderte Abwehrkräfte verfügen. Fast immer liegt ein Mangel an T-Lymphozyten vor. Zu den T-Lymphozyten gehören die Abwehrzellen, die in den Körper eingedrungene Erreger (Bakterien, Viren) und auch Krebszellen unschädlich machen.

Prof. Hobbs testete nun 13 verschiedene Mittel zur Abwehrstärkung. Dabei stellte sich heraus: Nur mit Thymusfaktoren konnte eine Neubildung und damit eine wirkliche Vermehrung von Abwehrzellen (T-Lymphozyten) erreicht werden. Bei anderen Mitteln kam es lediglich zu einer Aktivierung schon vorhandener Lymphozyten.

Bei Laboruntersuchungen konnte Professor John Hadden von der Tampa Universität die Befunde seines Londoner Kollegen bestätigen. Die in den Thymuspräparaten vorhandenen Lymphokine

Nur mit Thymusfaktoren konnte eine Neubildung und damit eine wirkliche Vermehrung von Abwehrzellen (T-Lymphozyten) erreicht werden

regen die Neubildung von Abwehrzellen an, und sie erhöhen ihre Aktivität durch vermehrte Bildung von Interferonen, Interleukinen, Wachstumsfaktoren und anderen Zytokinen.

Angewendet werden in der Bundesrepublik Deutschland unterschiedliche Thymuspräparationen. Der originale Thymus-Extrakt nach Dr. Sandberg (THX) wird in Labors speziell für den Arzt hergestellt. Gesunden jungen Kälbern wird die Thymusdrüse entnommen. Sie wird fein zerkleinert und in sterilem Wasser gefiltert. Die Lösung wird dem Patienten eingespritzt. THX enthält also alle in der Thymusdrüse vorkommenden Wirkstoffe. Der Extrakt kann nicht über Apotheken bezogen werden.

Die in Apotheken erhältlichen spritzfertigen Ampullen enthalten unterschiedliche Thymusbestandteile. Sie werden von mehreren Herstellern geliefert.

In Apotheken gibt es auch Thymus-Dragees verschiedener Hersteller. Sie enthalten gefriergetrocknete Bestandteile der ganzen Drüse. Sicher ist aber, daß Injektionen wirksamer sind.

Der Gesamtextrakt THX (auch andere Namen) wird nur für Therapeuten hergestellt.

Die Thymustherapie hat kaum **Nebenwirkungen**. An der Einstichstelle können entzündliche oder leichte allergische Reaktionen auftreten. Auch kann es zu einem Anstieg der Körpertemperatur, zu Abgeschlagenheit und ganz selten zu Schüttelfrost kommen.

Leichte Reaktionen nach der Spritze sind dem Arzt sogar erwünscht. Patienten, bei denen solche Reaktionen auftreten, sind im allgemeinen besser dran. Sie haben bessere Aussichten, ihre Krankheit zu überwinden. Patienten, bei denen die Reaktion ausbleibt, machen eher Sorgen. Bei ihnen ist es fraglich, ob ihr Immunsystem zu einer Antwort fähig ist. Der Hamburger Arzt und Thymusforscher Dr. Günter Neumeyer drückt es so aus: „In einem ausgebrannten Ofen läßt sich kein Feuer mehr entfachen."

Leichte Reaktionen nach der Spritze sind dem Arzt sogar erwünscht

Organseren (Peptide)

Organseren enthalten spezielle Zellbestandteile aus dem Zytoplasma der Zelle oder dem Zellkern (Peptide, Glykoside, Nukleoside). Sie werden in teilweise aufwendigen Verfahren aus tierischen Organen (Milz, Bindegewebe, Thymus) herausgelöst und biotechnologisch aufbereitet. Zu Organseren verschiedener Hersteller und unterschiedlicher Zusammensetzung gehören Mittel wie „NeyTumorin", „Factor AF 2" oder „Polyerga".

In der Nachbehandlung haben sich diese Mittel einen guten Ruf erworben. Mit „Factor AF 2" liegen mittlerweile klinische Doppelblindstudien vor, die den Vorteil einer Zusatzbehandlung zur Chemo- oder Strahlentherapie belegen. Es kommt zu einer deutlichen Verbesserung der Lebensqualität, die sich oft auch in einer Lebensverlängerung auswirkt.

Im Klinikum der Universität Kiel wurde bei Patienten mit Prostatakrebs zusätzlich zur Chemotherapie „Factor AF 2" gegeben. In der Studie heißt es: „Die zusätzliche Gabe des Mittels verbessert das subjektive Befinden signifikant. Die Brechfrequenz wurde deutlich reduziert." Erbrechen ist eine quälende Nebenwirkung der Zytostatika. Auch konnte eine „signifikante myeloprotektive Wirkung nachgewiesen" werden. Das Blutbild (Leukozyten, Thrombozyten, Erythrozyten, Hb-Wert) verschlechterte sich nicht in dem Maße, wie es sonst oft der Fall ist. Das wird auf Wachstumsfaktoren in dem biologischen Mittel zurückgeführt, die zur schnelleren Neubildung roter und weißer Blutkörperchen anregen.

Das Blutbild verschlechterte sich nicht in dem Maße, wie es sonst oft der Fall ist

Zu ähnlich guten Ergebnissen kam der Düsseldorfer Arzt Dr. Bernhard Ost in einer Praxisstudie bei Patientinnen mit Brustkrebs (Stadien T2 bis T4). Sie wurden nach der klinischen Therapie nachsorgend mit „Factor AF2" behandelt. Gegenüber einer Kontrollgruppe ohne diese Nachbehandlung traten nur halb so häufig Rückfälle auf – und wenn, dann um zwei bis drei Jahre später als bei den unbehandelten Frauen.

Vergleichbare Studien wurden auch mit dem Glykopeptide enthaltenden Mittel „Polyerga" gemacht. Dr. Berressem von der Nachsorgeklinik „Sonnenblick": Bei 220 Tumorpatienten konnten nach sechswöchiger Behandlung die immunologischen Parameter (Abwehrstärke) und das körperlich/seelische Wohlbefinden erstaunlich gesteigert werden.

Über längere Erfahrungen verfügt Dr. H.-J. Reuter, ehemals Direktor der Urologischen Klinik in Stuttgart. Er konnte mit dieser zusätzlichen Immuntherapie die Langzeiterfolge beim Blasenkarzinom, beim Prostatakarzinom und beim Nierenkarzinom verbessern.

Die Behandlung mit Organseren wird im allgemeinen gut vertragen. Sie wird als Spritze in den Muskel oder, höher dosiert und wirksamer, als Infusion in die Vene durchgeführt. Bei einigen der Patienten kann es zu allergischen Reaktionen kommen.

Mistellektine aktivieren Killerzellen

Mistelpräparate sind wohl die am häufigsten angewandten Mittel bei der Nachbehandlung. Sie sind schon fast zu einem Synonym für die biologische Krebstherapie geworden. Das liegt sicher einmal an der relativ einfachen Anwendung, zum anderen auch daran, daß über die Mistelwirkung die meisten Studien gemacht wurden. Auf der Medizinischen Woche 1990 in Baden-Baden legte Dr. Helmut Kiene von der Universität Witten/Herdecke eine Auswertung dieser Studie vor: Von 35 kontrollierten Studien an Patienten erbrachten nur zwei kein positives Ergebnis mit der Mistelbehandlung. In 33 Studien konnte eine Verbesserung der Lebensqualität und eine Verlängerung der Überlebenszeiten festgestellt werden. Je sorgfältiger diese Studien durchgeführt werden, desto deutlicher zeigte sich, daß die Mistelbehandlung die Chancen des Kranken erhöht.

Wesentlich neue Aufschlüsse über die Mistel und ihre Wirkungen erbrachten Forschungen am Max-Planck-Institut in Göttingen

Wesentlich neue Aufschlüsse über die Mistel und ihre Wirkungen erbrachten Forschungen am Max-Planck-Institut in Göttingen. In der Zeitschrift „Erfahrungsheilkunde" (März 1991) berichteten Dr. Gabius und Dr. Hajto ausführlich darüber. Den Forschern gelang es, das Geheimnis der Mistel teilweise zu entschlüsseln. Die Wissenschaftler konnten einen Wirkstoff des Extrakts isolieren und zeigen, daß er dem Körper gewissermaßen einen „Schubs" gibt, sich selbst zu heilen. Aus handelsüblichen Mistelpräparaten entschlüsselten die Göttinger Forscher ein Lektin als Haupt-Wirkstoff. Sie gaben ihm den Namen Mistellektin I (ML I).

Ein Ergebnis der Forschungen ist auch, daß das Mistellektin MLI genau dosiert werden muß. „Optimale Ergebnisse erhält man bei der Verabreichung von einem milliardstel Gramm (Nanogramm) pro Kilogramm Körpergewicht des Patienten", stellte der Göttinger Forscher fest.

Die vor allem von Prof. Josef Beuth an der Universität Köln weitergeführten Forschungen und Studien zeigen sehr deutlich: Die Mistel-Therapie eignet sich zur Nachbehandlung und begleitend zur Chemo- oder Strahlentherapie. Sie verhindert die Schwächung des Immunsystems, die durch diese agressiven Behandlungsmethoden hervorgerufen wird. Verabreichen die Mediziner parallel dazu

ein Mistelpräparat, so beobachten sie das Absinken der Lympho-
zytenzahl nicht in diesem Ausmaß. Die körpereigene Abwehr bleibt
weitgehend intakt und kann danach wieder aufgebaut werden.

Rudolf Steiner, der Begründer der Anthroposophie, hat den
Extrakt aus Viscum album schon vor sechs Jahrzehnten in die
Krebstherapie eingeführt. Intuitiv meinte er, daß die Schmarotzer-
pflanze Mistel gegen den Schmarotzer Krebs helfen müßte. Die
meisten medizinischen Argumente für die Wirksamkeit wurden erst
später aus der Erfahrung gewonnen. Umfangreiche Studien und vergleichende Untersuchungen sind sogar erst in den letzten beiden
Jahrzehnten begonnen worden. So wurden beispielsweise in der
Lucas-Klinik in Arlesheim bei Basel, einem Zentrum anthroposo-

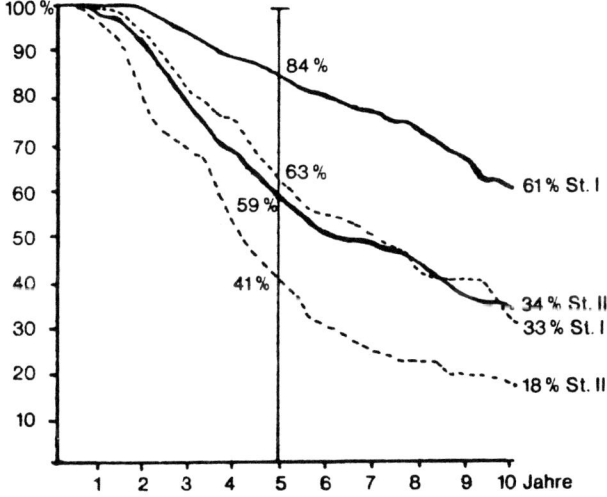

Abb. 3: Brustkrebs: Nachbehandlung mit Iscador
*Diese Grafik zeigt die Erfolge, die durch eine Nachbehandlung mit dem
Mistelpräparat "Iscador" erzielt werden können: Zehn Jahre nach der
Operation lebten von den Frauen, die diese Immunstärkung bekommen
hatten, noch fast doppelt soviele, wie von denen, die keine Nachbehandlung erhielten. Bei den Frauen mit dem Brustkrebs-Stadium I waren es
61% (durchgezogenen Linie) zu 33 % (gepunktete Linie). Im Stadium II
überlebten 34% der mit Mistel behandelten Frauen die Zehnjahres-
Grenze, aber nur 18 % der nicht damit behandelten Frauen. Für die Studie wurden 547 Fälle ausgewertet. Alle waren operiert worden. Die
Nachbehandlung mit Mistel begann sofort nach der Operation. Sie wurde in der Lucasklinik in Arlesheim durchgeführt.
Aus: Zeitschrift für Allgemeinmedizin, Heft 5, 1981.*

phischer Heilkunde, Krankenakten von über 8 000 Patienten ausgewertet.

Wirft man einen Blick auf diese vornehmlich von Dr. Rita Leroi und Dr. Hoffmann vorgelegten Arbeiten und die darin enthaltenen graphischen Überlebenskurven, so fällt eins sofort ins Auge: Die mit Mistel behandelten Krebskranken lebten im Durchschnitt länger als Kranke, die nur die konventionelle Therapie erhalten hatten, egal, ob es sich nun um Brust-, Lungen-, Darm-, Eierstock-, Magen- oder andere Krebsarten handelt. Die langzeitige Überlebenskurve für die Mistelpatienten liegt fast immer um 10 bis 20 Prozentpunkte höher (siehe Abb. 3).

Diese Studien wurden damals kaum beachtet und ernstgenommen – wie auch solche aus dem Wiener Ludwig-Boltzmann-Institut. Hier ist die Mistel schon sehr früh in das Behandlungsprogramm bei Krebs aufgenommen worden, nach wissenschaftlichen Kriterien.

In der Zeitschrift für Allgemeinmedizin legte Professor Georg Salzer die Ergebnisse von zwei dieser Untersuchungen vor. Er schreibt: „An diesen Beispielen läßt sich zeigen, daß die zusätzliche Mistelbehandlung operierter Karzinome bei Frühfällen (ohne feststellbare Absiedlungen in den Lymphknoten) eine echte Vermehrung der Dauerheilungen bringt, während bei den fortgeschrittenen Stadien eine deutliche Verlängerung der Überlebenszeit festgestellt werden kann. Diese Ergebnisse können als nachträgliche Bestätigung der früheren, offiziell als unglaubwürdig oder sogar als manipuliert abgetanen Studien dienen."

Der Eierstockkrebs (Ovarial-Ca) gilt als eine problematische Erkrankung. In den vielen Fällen wird er erst entdeckt, wenn Nachbarorgane mit betroffen sind oder sich im Becken Metastasen abgesiedelt haben. Operativ kann der Chirurg nicht immer die gesamte Geschwulst entfernen. Im gemeinnützigen Gemeinschaftskrankenhaus in Herdecke führten Dr. Hassauer, Dr. Gutsch und Dr. Burkhardt eine vergleichende Behandlungs-Studie durch. Das Ergebnis für die Spätstadien III und IV: eine dreifach längere Überlebenszeit.

Auf einen Begleiteffekt der Misteltherapie macht Dr. Gutsch besonders aufmerksam: Auch Patienten mit schweren und schwersten Erkrankungen fühlen sich subjektiv sehr viel besser. 80 Prozent dieser Patienten schätzten ihr Befinden als gut ein, 86 Prozent meinten sogar, ihr Leiden habe sich gebessert. Diese Erfahrung bestätigen

Auch Patienten mit schweren und schwersten Erkrankungen fühlen sich subjektiv sehr viel besser

alle Ärzte, die Mistelpräparate palliativ in sehr fortgeschrittenen Krebsstadien anwenden: Unter der Behandlung kehrt das Wohlbefinden zurück, Schmerzmittel können eingespart, oft sogar weggelassen werden.

Sehr überzeugend für die Wirksamkeit der Misteltherapie sind Erfahrungen, die Professor Rudolf Schuppli von der Hautklinik der Universität Basel auf einem Gynäkologen-Kongreß vortrug: Eine Patientin mit einem sehr bösartigen Hautkrebs (Melanom) war von ihm und seinen Klinikärzten aufgegeben worden. Die Geschwulst war bei ihr bereits weit fortgeschritten, es hatten sich zahlreiche Metastasen gebildet. Von ihrem Hausarzt ließ sich die Frau dann das Mistelpräparat „Iscador" spritzen. Nach neun Monaten stellte sie sich wieder bei Prof. Schuppli vor, alle Metastasen waren verschwunden. Prof. Schuppli, der diese Frau selbst als „hoffnungslosen Fall" eingestuft und sie nach Hause geschickt hatte, war von diesem „Wunder" tief beeindruckt. Er ließ sich vom Hausarzt der Frau das Behandlungskonzept geben und begann nun auch in der Klinik mit einer Misteltherapie. Nach der Operation wurden Melanom-Patienten mit Mistel nachbehandelt. Das Ergebnis nach sieben Jahren: Von den zusätzlich mit Mistel behandelten Kranken überlebten 80 Prozent ihren „schwarzen Krebs" langfristig ohne Rückfall, von den Patienten ohne Mistelspritzen waren es nur 65 Prozent.

Bei der Behandlung von mehr als 200 Schwerstkranken mit Mistel-Infusionen machte Dr. Peter Wolf, Hannover, gute Erfahrungen. Meist wird die Mistel als Spritze unter die Haut (subkutane Injektion) angewendet, um nach der Operation Rückfälle (Metastasen) zu verhüten. Was aber ist mit Patienten mit weit fortgeschrittenen Tumorleiden, die mit mehreren Metastasen in die Praxis kommen?

Da, so Dr. Wolf, sei der Arzt gefordert, wirksamere Methoden anzuwenden. Das ist durch hochdosierte Infusionen von Mistelextrakten direkt in die Blutbahn möglich. Bei der Behandlung zeigt sich, daß es den Patienten innerhalb kürzester Zeit seelisch und körperlich bedeutend besser geht. Es können Rückbildungen der Metastasen beziehungsweise Stillstände des weiteren Wachstums beobachtet werden. Die Mistelinfusion kann mit einer Fiebertherapie kombiniert werden. Dabei zeichnen sich noch bessere Erfolge ab.

Bei einer Auswertung aller klinischen und praktischen Erfahrungen mit der Misteltherapie kam der Berliner Professor Dr. J. Hor-

Meist wird die Mistel als Spritze unter die Haut angewendet, um nach der Operation Rückfälle zu verhüten

nung zu folgender Beurteilung: „Wenn ich die vorliegende Literatur zusammenfasse, so komme ich bei vorsichtiger Einschätzung zu folgendem Ergebnis: Eine Verlängerung der Lebenserwartung durch die Mistel ist mit einem hohen Grad an Wahrscheinlichkeit anzunehmen. Hinzu kommt die immer wieder beschriebene Verbesserung der Lebensqualität der Patienten."

Bestätigt wird dieses Urteil auch durch die neueste Studie. Auf dem 9. Kongreß der Gesellschaft für Biologische Krebsabwehr 1999 in Heidelberg faßte Dr. Heiny (Gmund) die Ergebnisse so zusammen: „Bei Patienten mit fortgeschrittenen, also metastasierenden Tumorleiden, verbessert eine Behandlung mit Mistellektinen deutlich das Befinden. Die Patienten haben mehr vom Leben. Auch die Überlebenszeit wird günstig beeinflußt".

In der über 5 Jahre laufenden Studie wurden Patienten und Patientinnen mit Brustkrebs, Darmkrebs und Pankreaskrebs (Bauchspeicheldrüse) zusätzlich zur klinischen Therapie mit Mistelpräparaten behandelt. Bei allen drei Krebsarten zeigte sich eine deutliche Überlegenheit der kombinierten Chemo-Misteltherapie. Die Chemotherapie wurde besser vertragen. Vor allem fiel die erheblich bessere Lebensqualität der zusätzlich behandelten Patienten auf. „Bei ihnen war das körperliche und seelische Befinden sehr viel positiver", erklärte Dr. Heiny, Chefarzt einer Klinik in Gmund. Die Wirksamkeit der ergänzenden Mistelbehandlung zeigt sich nach etwa 12 Wochen.

Die Mistelbehandlung löst direkt eine Verbesserung des allgemeinen Wohlbefindens aus

Ein anderes Ergebnis der Studie: Die Mistelbehandlung löst direkt eine Verbesserung des allgemeinen Wohlbefindens aus. Das führt Dr. Heiny darauf zurück, daß durch die Mistelwirkstoffe die Bildung von Neurohormonen im Gehirn angeregt wird. Diese körpereigenen Substanzen (Endorphine) wirken stimmungsaufhellend, also antidepressiv, und sie setzen die Schmerzempfindlichkeit herab. Das bestätigt die vielfach von Patienten gemachte Beobachtung, daß sie sich unter dieser Behandlung sehr viel besser fühlen und neuen Lebensmut schöpfen.

Auf Grund der Forschungsergebnisse über das Mistellektin 1 sind inzwischen zwei Mistelpräparate entwickelt worden, die auf einen stets gleichbleibenden Gehalt an ML 1 standardisiert sind. Es sind „Eurixor" und „Lektinol". Sie werden ähnlich wie die traditionellen, auf anthroposophischer Basis hergestellten Mittel „Iscador",

„Helixor", oder „Visorell" unter die Haut gespritzt.

Als **Nebenwirkung** können bei der Mistelbehandlung Rötungen oder Quaddeln an der Einstichstelle auftreten. Es kann zu Abgeschlagenheit oder leichten Temperaturerhöhungen kommen. Diese Reaktionen sind erwünscht. Starke allergischen Reaktionen sind äußerst selten. Vor einer eventuellen Selbstbehandlung soll dennoch immer erst eine Verträglichkeitsprüfung durch einen Therapeuten gemacht werden. Liegt eine Unverträglichkeit vor, läßt sie sich manchmal beheben, indem die Dosis verringert oder das Präparat gewechselt wird.

Sauerstoff-Mehrschritt-Immun-Stimulation

Sauerstoff gilt als das Lebenselement schlechthin. Jeder Mensch kann wochenlang hungern, er kann wenige Tage ohne Flüssigkeit auskommen, ohne Sauerstoff aber überlebt er nur fünf Minuten. Die Zellen brauchen Sauerstoff nötiger als das tägliche Brot. Schon vor Jahren interessierte Dr. van Aaken Kollegen und Laien mit der Schlagzeile: „Dauerlauf besiegt den Krebs." Der Arzt, selbst ein Langstreckenläufer und trotz einer schweren Verletzung (Beinamputation) bis zu seinem Tode aktiv, will bei Läufern festgestellt haben, daß sie seltener als andere an Krebs erkranken. Den Grund hierfür sieht er in der besseren Sauerstoffaufnahme durch die höhere Atemfrequenz und die bessere Durchblutung.

Jeder Mensch kann wochenlang hungern, er kann wenige Tage ohne Flüssigkeit auskommen, ohne Sauerstoff aber überlebt er nur fünf Minuten

Ernster genommen wurden solche Überlegungen, als in Dresden der schon durch seine Krebs-Mehrschritt-Therapie bekannt gewordene Professor Manfred von Ardenne daranging, sich auch rein meßtechnisch mit der Aufnahme von Sauerstoff und seiner Verwertung im Körper zu befassen. Er konnte nachweisen, daß die Sauerstoffversorgung der Gewebe und Zellen mit dem Alter stark nachläßt. Bei einem 60jährigen liegt sie um 20 oder 30 Prozent niedriger als bei einem jungen Menschen. Er konnte ferner nachweisen, daß zwischen der Sauerstoffversorgung und der Leistungsfähigkeit des Immunsystems Wechselwirkungen bestehen. Interessant sind in diesem Zusammenhang auch Meßergebnisse, wonach der notwendige Sauerstoff-Druck im Blut durch Streß oder Infektionen, aber auch durch Operationen und andere Behandlungsmaßnahmen stark herabgesetzt wird. Die Abfallkurven von Sauerstoffdruck und Immunleistung verlaufen fast parallel.

Aus dieser Erkenntnis heraus entwickelte Professor von Ardenne die **Sauerstoff-Mehrschritt-Therapie**. Sie sieht so aus: Zunächst bekommt der Patient Medikamente, die die Aufnahme von Sauerstoff verbessern und die Durchblutung erhöhen sollen. Dann atmet er zwei Stunden lang durch eine Atemmaske zusätzlich Sauerstoff ein. Inzwischen konnte von mehreren Ärzten nachgewiesen werden, daß die Sauerstoffkur aus der Flasche mindestens ebenso wirksam ist wie tägliches Jogging. Eine Kur von drei Wochen kann den Sauerstoffgehalt der Gewebe für längere Zeit anheben. Es konnte auch nachgewiesen werden, daß die Zahl der Lymphozyten in dem Maße zunimmt, wie der Sauerstoffdruck ansteigt.

Professor von Ardenne sieht darin einen bedeutenden Beitrag zu jeder Art von Immuntherapie. Unser Immunsystem, so meint er, ist in der Hauptsache davon in Anspruch genommen, die alltäglichen „Aufräumarbeiten" zu leisten, also abgestorbene Körperzellen zu beseitigen und ständig eindringende Viren und Bakterien zu fressen (phagozytieren). Bei einem Krebskranken erhöht sich diese Aufräumarbeit besonders stark. Denn in den relativ schlecht durchbluteten Tumoren sterben ständig viele Zellen ab und belasten den Organismus mit Schlacken und Toxinen. Diese Reste zu beseitigen, kann das Abwehrsystem manchmal schon voll auslasten. Für die eigentliche Krebsabwehr stehen dann nur noch wenige Abwehrkörper zu Verfügung. Insofern käme jede Stärkung des Abwehrsystems direkt der eigentlichen Krebsabwehr zugute.

> *In den relativ schlecht durchbluteten Tumoren sterben ständig viele Zellen ab und belasten den Organismus mit Schlacken und Toxinen*

Um die Sauerstoff-Mehrschritt-Therapie noch wirksamer gegen Krebs einzusetzen, wird sie oft mit der Gabe von Immunstärkern (meist Thymus) kombiniert.

Eine andere Form der Sauerstoff-Therapie ist die **Hämatogene Oxidationstherapie**, kurz **HOT** genannt. Dabei wird dem Patienten etwa ein ¼ Liter Blut aus der Armvene entnommen, außerhalb des Körpers mit Ozon durchmischt oder mit UV-Licht bestrahlt und dann in den Körper zurückgeleitet.

Die HOT wird von vielen Ärzten schon lange zur Nachbehandlung von Krebskranken eingesetzt. Darüber gibt es eine Reihe Erfahrungsberichten. Viele Ärzte kombinieren die beiden Sauerstofftherapien und geben dazu Thymus.

Vor allem bei Bestrahlungen erfüllt Sauerstoff eine Doppelfunktion: Er verstärkt die Strahlenwirkung in der Tumorzelle und er schützt gesunde Zellen, die mit im Strahlenkegel liegen. Das zeigte sich bei Sauerstoffbehandlungen in einer Überdruckkammer. Darin können auch lokale Bestrahlungen durchgeführt werden, zum Beispiel im Rachen-/Halsbereich. In der Kammer wird der Luftdruck auf zwei oder drei Atü erhöht. Das führt zu einer erhöhten Sauerstoffaufnahme des Patienten.

Bei den so behandelten Patienten ergibt sich die oben genannte Doppelwirkung. Da Bestrahlungen in einer Druckkammer meist nicht möglich sind, könnte der Patient sich vor der Behandlung beim Arzt oder mit einem häuslichen Leihgerät kräftig mit Sauerstoff sättigen. Die HOT ist dazu nicht geeignet.

Beide Formen der Sauerstofftherapie, die SMT und die HOT, dürfen seit 1998 nicht mehr von den Kassen erstattet werden.

Fiebertherapie

Die Fiebertherapie, mit der schon vor hundert Jahren Krebskranke geheilt wurden – Pionier war der amerikanische Arzt Dr. Cooley – geriet mit dem Aufkommen der Chemotherapie in den Hintergrund. Jetzt, da die Zytostatika nicht den erhofften Durchbruch geschafft haben, wird sie wieder häufiger angewandt. Auch die Erfolge mit der Hyperthermie haben das Interesse neu geweckt.

Fieber, das wußten schon die alten Griechen, ist wie ein „reinigendes Feuer". Es ist die natürliche Abwehrreaktion des Körpers, um Krankheitserreger zu bekämpfen. Die Beobachtung von Naturheilärzten, daß Fieber auch vor Krebs schützt, wurde vor kurzer Zeit durch eine Studie am Deutschen Krebsforschungszentrum bestätigt: Menschen, die häufiger eine fieberhafte Infektion durchmachen, erkranken seltener an Krebs. Heute weiß man, daß Fieber das gesamte Immunsystem ankurbelt und zu Hochleistungen bringt. Besonders Interferone, Interleukine und Killerzellen werden aktiviert, aber auch alle anderen Komponenten des Abwehrstems.

Amerikanische Ärzte werteten jetzt alle vorliegenden Behandlungsergebnisse aus und stellten fest, daß die Fiebertherapie bei allen Krebserkrankungen günstig wirkt und vielen Kranken zu einer erheblichen Besserung verholfen hat. Gut sprechen nach den bisherigen Erfahrungen Tumoren des Darms, der Leber, der Harnblase, der Brust und Bauchspeicheldrüse an. Von Ärzten wurden vollständige Rückbildungen beobachtet. Meist wird die Fiebertherapie

Heute weiß man, daß Fieber das gesamte Immunsystem ankurbelt und zu Hochleistungen bringt

zusammen mit anderen Maßnahmen der biologischen Krebsabwehr angewendet. Zusätzlich kann eine Chemotherapie in niedriger Dosierung gegeben werden, um die Wirkung auf den Tumor zu verstärken.

Das Fieber wird durch das Einspritzen von Bakterien erzeugt, die ungefährlich sind, die aber eine Abwehrreaktion des Körpers hervorrufen. Auch Interferon kann die gewünschte Reaktion auslösen. Die Körpertemperatur soll nach vier Stunden auf 39 bis 40,5 Grad ansteigen. Unterstützt wird die Körpererwärmung heute oft in einem Wärmebett durch eine sanfte Hyperthermie. Die Behandlung wird in der Regel einmal wöchentlich durchgeführt und mehrmals wiederholt.

Tumorimpfung

Seit über die Immuntherapie diskutiert wird, fasziniert ein Gedanke die Forscher besonders: Wenn es gelingt, Masern oder Diphtherie mit vorbeugenden Impfungen zu besiegen, warum sollte das nicht auch bei Krebs möglich sein?

Die Tumorimpfung – abgekürzt ASI, von Aktiv-Spezifische-Immuntherapie abgeleitet – lehnt sich an gebräuchliche Methoden an. Um gegen Masern zu immunisieren, werden abgetötete Masernviren gespritzt. Sonst würden die Geimpften ja Masern bekommen. Die abgeschwächten Viren aber reichen aus, um das Immunsystem mit diesen Erregern bekannt zu machen, es zu informieren: so sieht ein Masernvirus aus. Treten dann die Viren in Erscheinung, ist das Immunsystem vorbereitet und kann sofort aktiv werden.

Krebs kann sich nur ausbreiten, wenn das Immunsystem zu schwach ist oder den Feind nicht richtig erkennt

Auch Krebs kann sich nur ausbreiten, wenn das Immunsystem zu schwach ist oder den Feind nicht richtig erkennt. So lag es nahe, auch einen Krebsimpfstoff zu entwickeln. Dem Kranken werden bei der Operation bösartige Zellen aus seinem eigenen Tumor entnommen. Diese werden – wie die Viren bei Impfungen gegen Infektionen – entschärft und dem Kranken nach weiterer Bearbeitung zurückgespritzt.

Studien vor allem aus den USA, den Niederlanden und auch der Bundesrepublik zeigen, daß diese Behandlung sehr erfolgversprechend ist. In Deutschland war Professor C F. Rothauge von der Universität in Gießen einer der Wegbereiter, ebenso der Celler Urologe Prof. K.F. Klippel. Über 300 Patienten mit Prostata- oder Nierenkrebs wurden so behandelt. Bei allen zeigten klinische Therapien keine Wirkung mehr. Trotz dieser schlechten Ausgangslage erreichten 30-40 Prozent der „Geimpften" eine Überlebenszeit von über fünf Jahren. Bei konventionell behandelten Patienten sind es nur 20 Prozent.

Eine Klinik in den USA berichtete von ähnlich guten Erfolgen bei nichtkleinzelligem Lungenkrebs. Während mit den üblichen Therapien etwa 35 Prozent der Patienten fünf Jahre und länger überleben, erreichten von den mit ihren eigenen Tumorzellen geimpften Patienten über 70 Prozent diese „Heilungsgrenze". Sehr gute Behandlungsergebnisse legten jüngst auch Prof. Rebmann aus Halle und die Urologen der Städtischen Kliniken in Leipzig vor: Sie impften ihre Patienten gleich nach der Operation, um Rückfälle zu verhüten. Bei den behandelten Patienten mit Nierenkrebs konnte die Zahl der Rückfälle um 40 Prozent verringert, bzw. die tumorfreie Zeit um 40 Prozent verlängert werden. Das ist nach Dr. Ahlert, Heidelberg, auch bei anderen Tumorerkrankungen erreicht worden. Auf der Medizinischen Woche in Baden-Baden wies er auf Studien aus den USA und Holland hin. Von über 250 geimpften Patienten mit Darmkrebs erlitten in über 4 Jahren nach der Operation nur 16% einen Rückfall, in der Gruppe nicht geimpfter Patienten waren es doppelt soviele. In einer US-Studie blieben in sechs Jahren sogar 75% der geimpften Patienten rezidivfrei, in der Kontrollgruppe waren es nur 25%.

Anwendbar ist diese Methode nur, wenn die Krankheit bereits ausgebrochen ist und wenn körpereigene Krebszellen operativ zur Herstellung des Impfmaterials gewonnen werden können. Da nur wenige Kliniken auf diese Möglichkeit aufmerksam machen, muß der Patient aktiv werden und die Durchführung mit dem Chirurgen vor der Operation absprechen. Der Impfstoff wird in einigen Speziallabors nach etwas unterschiedlichen Verfahren hergestellt. Eine Therapie-Information mit Adressen kann bei der Gesellschaft für Biologische Krebsabwehr in Heidelberg bezogen werden.

In der Erprobung sind auch abgewandelte Impfstoffe, bei denen nur bestimmte Teile der Krebszellen verwendet werden. Bei Melanomen erprobt man einen Impfstoff aus sogenannten Dendritischen Zellen, der durch Zytokine verstärkt wird. Da sich diese Zellen im Labor züchten und vermehren lassen, wäre man nicht mehr auf Krebszellen des Patienten angewiesen.

Von den mit ihren eigenen Tumorzellen geimpften Patienten erreichten über 70 Prozent die „Heilungsgrenze" von fünf Jahren und länger

Hyperthermie

Als eine Behandlungsform „mit noch lange nicht ausgeschöpften Möglichkeiten" stellten Ärzte aus aller Welt die Krebsbehandlung durch Überwärmung vor. Auf einem Kongreß der Gesellschaft für Klinische Hyperthermie diskutierten sie 1997 ihre Erfahrungen. Diese belegen, daß mit dieser Behandlung sehr häufig bessere Behandlungserfolge zu erzielen sind als allein mit konventionellen Therapien. Die Wirksamkeit von Chemo-, Strahlen- oder Immuntherapien läßt sich oftmals verdoppeln.

Bei der Hyperthermie werden entweder der ganze Körper (Ganzkörperhyperthermie) oder nur der Tumorbereich (regionale Tiefenhyperthermie) erwärmt. Das geschieht von außen durch Infrarotstrahler oder Radiowellen. Im Tumorbereich sollen dabei Temperaturen um 42 Grad erreicht werden. Die Wärme führt an den Tumorzellen zu Schädigungen in der äußeren Zellmembran und im Innern. Die hitzegeschädigten Zellen können dann sehr viel wirksamer durch Zytostatika, Strahlen oder Immunzellen zerstört werden.

Die Wärme führt an den Tumorzellen zu Schädigungen in der äußeren Zellmembran und im Innern

Die **Ganzkörper-Hyperthermie** wird vornehmlich eingesetzt, wenn sich im Körper an mehreren Stellen Metastasen gebildet haben oder vermutet werden. Die Ardenne-Klinik in Dresden erreichte auch bei Patienten, die auf andere Therapien nicht mehr ansprachen, noch beeindruckende Erfolge. Es kam teilweise zu vollständigen Remissionen. In Dresden wird die sogenannte sKMT eingesetzt, die systemische Krebs-Mehrschritt-Therapie. Vor der Überwärmung wird eine Zuckerlösung infundiert, die den Tumor besonders hitzeempfindlich macht. Die Zytostatika werden in bestimmten Phasen der Überwärmung gegeben. Da die Überwärmung den Kreislauf erheblich belastet, kann die extreme Hyperthermie bei älteren oder geschwächten Patienten kaum durchgeführt werden.

In einigen Kliniken und Praxen wird die Ganzkörper-Hyperthermie daher mit geringerer „moderater" Temperaturerhöhung durchgeführt. Man begnügt sich mit einer Erwärmung auf 40 bis 41 Grad. Diese Form der Behandlung entspricht mehr der Fiebertherapie.

Bei der **regionalen Tiefenhyperthermie** wird nur der Tumorbereich gezielt überwärmt. Der Patient wird kaum belastet. Es ist damit auch möglich, die erforderlichen Temperaturen besser an die Geschwulst heranzubringen. Der Nachteil ist, daß nur örtlich begrenzte Metastasen behandelt werden können. Sehr gute Erfolge gibt es bei der Behandlung von Rezidiven oder Metastasen im Becken nach Eierstock- oder Gebärmutterkrebs, bei Lebermetastasen und Sarkomen sowie bei Rezidiven von Melanomen, Brust- und HNO-Tumoren. Bei Metastasen in der Lunge oder im Gehirn wird sie mit gutem Erfolg erprobt. Tumoren am Enddarm oder im Analbereich können durch eine Kombination von Hyperthermie mit einer Chemo- oder Strahlentherapie so verkleinert werden, daß eine schonende Operation möglich wird und ein künstlicher Darmausgang vermieden werden kann.

Mit einer besonderen Form der Hyperthermie, der Perfusions-Hyperthermie, konnte Dr. Hager (Bad Bergzabern) vielen Patienten helfen. Diese Therapie wird angewendet, wenn sich nach Darm-, Unterleibs- oder Magenkrebs Metastasen verstreut im ganzen Bauchraum ausgebreitet haben. Der Bauchraum wird mit einer 45 Grad heißen Flüssigkeit durchspült, der Zytostatika beigegeben werden.

Die Hyperthermie ist im Prinzip bei allen organbezogenen Tumorerkrankungen möglich. Da die Überwärmung der Geschwulst auf 41 bis 42 Grad alleine nicht ausreicht, alle Tumorzellen zu zerstören, soll sie mit anderen Therapien (Chemo-, Strahlen-, Immuntherapie) kombiniert werden. Eine Therapie-Information mit Adressen ist bei der GfBK erhältlich.

Die Hyperthermie ist im Prinzip bei allen organbezogenen Tumorerkrankungen möglich

Regeln für die Immunstärkung

Thymus, Organseren, Mistel und ihre Kombination mit Enzymen, Vitaminen und Sauerstoff sind die am häufigsten angewendeten Mittel zur Immunstimulation. Für die Behandlung gibt es einige Grundsätze. Sie gelten im Prinzip für alle diese Mittel. Sie ergeben sich aus den vorliegenden klinischen Studien und aus den Erfahrungen der Ärzte, die sie schon seit Jahren anwenden:

Immunstärker müssen möglichst frühzeitig angewendet werden. In der Regel liegt dieser Zeitpunkt sofort nach Abschluß der Erstbehandlung in der Klinik, also nach der Operation. Besser ist es, schon vor der Operation mit einer Behandlung zu beginnen. Werden anschließend Therapien mit chemischen Mitteln oder Bestrahlungen nötig, wird die Immuntherapie weitergeführt. Mistelspritzen sollten die ganze Zeit über ergänzend zur Chemotherapie gegeben werden, um die Nebenwirkungen abzumildern. Bei Thymus- oder anderen Organpräparaten soll ein Abstand von ca. drei Tagen vor und nach dem Tag der Chemotherapie eingehalten werden. Während einer täglich verabreichten Strahlenbehandlung kann mit Mistel weiterbehandelt werden, die Organpräparate nutzen in dieser Zeit wenig. Unbedingt notwendig ist während beider Therapien die Einnahme von Radikalenfängern, den Vitaminen Beta-Karotin, C, E und dem Spurenelement Selen in hoher Dosierung.

Immer häufiger hört man von Immuntherapeuten die Forderung, diese Mittel bereits vor der Erstbehandlung einzusetzen. In der Praxis sähe das so aus: Wenn der Verdacht für eine Erkrankung auftaucht, sollte sofort eine Immunstärkung begonnen werden. Auch die Vitaminspeicher im Körper müssen aufgefüllt werden. In der Zwischenzeit könnten die erforderlichen Untersuchungen vorgenommen werden. Der Patient geht dann mit einem frisch gestärkten Immunsystem in die Strapazen der Behandlung.

Zur Rückfallverhütung müssen diese Mittel langfristig eingesetzt werden, etwa drei bis fünf Jahre lang, auch wenn klinische Anzeichen für den Krebs nicht mehr vorhanden sind. In vielen Berichten taucht nämlich der Hinweis auf, daß Patienten, die diese Mittel zu früh absetzten, bald einen Rückfall erlitten. Denn oft werden Krebsknoten durch diese Mittel vermutlich nur in Schach gehalten, am weiteren Wachstum gehindert. Fällt dann der Immunschutz fort, beginnt die Geschwulst wieder zu wuchern. Das Absetzen der Mittel soll nicht plötzlich geschehen. Besser ist es, sich langsam auszuschleichen, also die Dosis zu verringern oder die Zeitabstände zwischen den Behandlungen zu verlängern.

Fällt der Immunschutz fort, beginnt die Geschwulst wieder zu wuchern

Bei der Behandlung mit Mistel oder Thymus sollen Pausen eingelegt werden, ungefähr nach dem Muster: Sechs bis acht Wochen Behandlung, vier bis sechs Wochen Pause. Sonst tritt leicht ein Gewöhnungseffekt ein. Nach der Pause läßt sich oft sogar eine weitere Steigerung der Abwehrleistung gegenüber der vorhergegangenen Behandlung beobachten. In besonderen Situationen kann jedoch der Therapeut von dieser Regelung abweichen.

Ratsam kann es auch sein, jeweils nach der Pause das Präparat zu wechseln. Das hat folgenden Grund: Msitelpräparate erhöhen vor allem die Aktivität der Abwehrzellen, durch Thymusspritzen werden sie auch vermehrt. Viele Therapeuten wenden deshalb einmal Thymus an, um die Immunzellen zu vermehren, danach dann Mistel, um sie zu aktivieren.

In besonderen Fällen können auch Immunpräparate gleichzeitig angewandt werden. Viele Ärzte kombinieren dann jeweils zwei der Mittel. Besonders in schweren Fällen scheint das angeraten. Sichere Aussagen über die beste Kombination gibt es nicht, doch am häufigsten werden wohl Mistel und Organseren oder Mistel und Thymus miteinander oder abwechselnd angewandt. Über weitere Zusatztherapien zur Immuntherapie finden Sie mehr in den folgenden Kapiteln.

Alle Mittel können auch im Spätstadium der Erkrankung noch helfen. Sie vermögen zwar nur noch selten das Fortschreiten des Tumorleidens zu beeinflussen, sie lindern aber Beschwerden und erleichtern es dem Kranken, sein Leiden zu ertragen.

Gravierende Nebenwirkungen sind bei keinem Mittel beobachtet worden. Sie können meist ohne Bedenken neben anderen notwendigen Medikamenten eingesetzt werden.

Die Wirksamkeit der Immunbehandlung soll von Zeit zu Zeit durch Erstellen eines Immunstatus überprüft werden. Einige Patienten benötigen manchmal eine verstärkte Therapie, bei anderen könnte es zuviel werden. Eine Überstimulierung des Immunsystems könnte negative Folgen haben. Ein Arzt drückte das so aus: „Ein Patient, der unten auf der Immunleiter steht, braucht einen Anstoß. Einer der oben steht, könnte herunterfallen".

> **Gravierende Nebenwirkungen sind bei keinem Mittel beobachtet worden**

Grenzen der Immunstärkung

Für jede Immuntherapie scheint es eine Grenze der Wirksamkeit zu geben. Sie liegt in der Zahl der Tumorzellen. Geschwülste, die eine gewisse Größe überschritten haben, scheinen, jedenfalls in den meisten Fällen, durch das körpereigene Abwehrsystem nicht mehr angreifbar zu sein. „Die Abwehrzellen können dann nur an den Rändern ein bißchen kratzen", beschreibt es der Münchener Prof. Rietmüller, der einen Antikörper gegen Darmkrebs entwickelte.

Bei Infektionskrankheiten ist die Situation ja ähnlich. Wir werden Tag und Nacht von Bakterien oder Viren heimgesucht. Normalerweise werden sie vom Abwehrsystem sofort beseitigt. Wir merken es

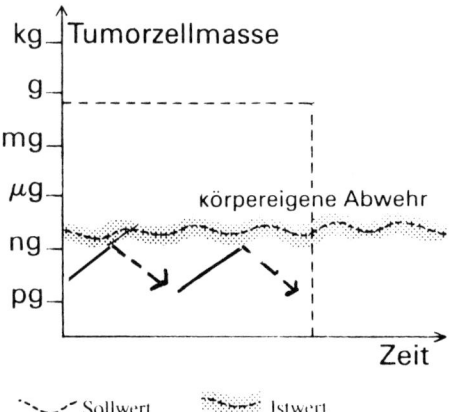

1. Ein gesunder Organismus wehrt Krebszellen ab. Die gestrichelte, gewellte Linie gibt die Stärke des Abwehrsystems an. Krebszellen (untere abgeknickte Linien) bilden sich, werden aber vom Immunsystem abgewehrt. Die linke senkrechte Linie gibt die Größe des Tumors an, von Picogramm bis Gramm und Kilogramm.

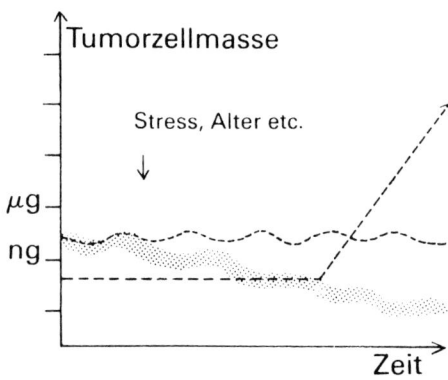

2. Durch Streß, Alter und andere Faktoren wird das Immunsystem geschwächt (absinkende graue Wellenlinie). Ein Tumor kann die jetzt niedrige Grenze durchbrechen und sein zerstörendes Wachstum fast ungehindert fortsetzen.

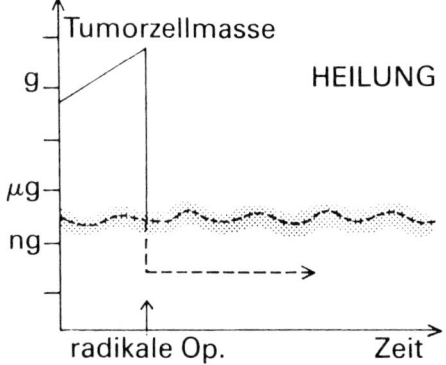

3. Beispiel für eine Krebsheilung durch Operation. Die zunächst große Tumormasse wird so verkleinert, daß das Abwehrsystem mit den eventuell verbliebenen Krebszellen allein fertig wird.

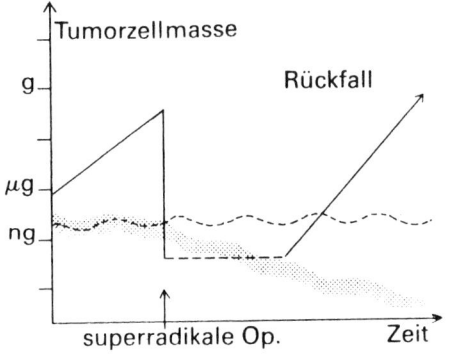

4. Beispiel für einen Rückfall. Die Tumormasse ist zunächst durch die Behandlung so verkleinert worden, daß das Abwehrsystem mit dem Rest fertig wurde. Dann ist das Immunsystem geschwächt worden und der Tumor gewann wieder die Oberhand. Solche Schwächungen können durch Chemotherapie oder Bestrahlung erfolgen, aber auch durch psychische Belastung. Sie könnten durch eine Immunstärkung verhindert werden.

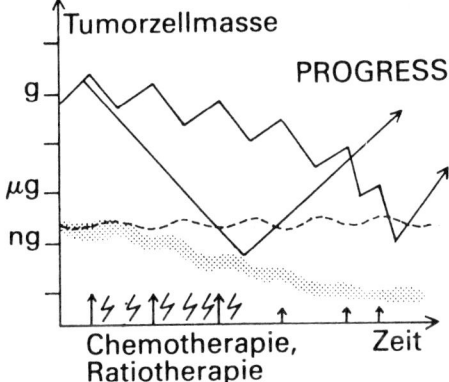

5. Die Therapie mit Zytostatika und Strahlen schwächt die Abwehrlinie. Zwar werden große Teile der Geschwulst zerstört. Da jedoch gleichzeitig die Abwehrleistung absinkt, bleibt der Krebs Sieger.

Quelle: Gedenkschrift zum 100. Geburtstag von Prof. Paul Niehans.

gar nicht. Werden wir aber von einer größeren Zahl von Erregern überfallen, gerät das Abwehrsystem schon in Schwierigkeiten. Es kommt zu teilweise heftigen Krankheitserscheinungen; tage- und wochenlang kämpfen die Abwehrkörper gegen die Erreger. Und bevor es Antibiotika oder Impfungen gab, blieben oftmals die Erreger die Sieger, weil die Masse der abzuwehrenden Krankheitskeime einfach zu groß war.

Immunforscher haben versucht, die Zahl der Krebszellen abzuschätzen, derer das Abwehrsystem noch Herr wird. Mehr als grobe Schätzungen sind jedoch nicht möglich. Für einige Forscher sind es nicht mehr als tausend bis zehntausend Krebszellen. Andere sehen die Zahl bei 100 000 oder einigen Millionen Zellen. Diese Grenze scheint auch durch den Einsatz von Immunstärkern nicht wesentlich angehoben werden zu können. In Einzelfällen haben Ärzte allerdings beobachtet, daß Tumoren im Größenbereich von mehreren Zentimetern verschwanden. Sogenannte „Spontanheilungen" sind kaum anders zu erklären. Doch das sind leider Ausnahmen. Wir müssen wohl davon ausgehen, daß es eine natürliche Grenze für die Immunabwehr gibt.

Zehntausend Zellen, hunderttausend, eine Million gar, das klingt nach großen Mengen. Beim Krebsgeschehen aber ist es sehr wenig. Nach zehn Verdoppelungen hat der Tumor etwa einen Millimeter Größe erreicht und längst die Zahl von tausend Zellen überschritten. Weder der Betroffene noch ein Arzt können in diesem Stadium eine Krebsgeschwulst bemerken oder aufspüren. Nach weiteren zehn Verdoppelungen hat die Zahl der Zellen die Millionengrenze überschritten. Und erst nach einigen weiteren Verdoppelungen ist der Tumor zu einer Größe herangewachsen, bei der er mit den üblichen Methoden entdeckt werden kann. Dann ist ein Knoten von etwa einem Zentimeter Durchmesser daraus geworden, mit über 1 Milliarde Krebszellen. Auch nach großzügigen Schätzungen wäre der Tumor dann schon nicht mehr durch das Immunsystem allein zu besiegen.

Tausend Krebszellen, kaum mehr als ein kleiner Stecknadelkopf, sind nötig, damit eine Metastase anwachsen kann. Solche Tumornester werden von vielen Geschwülsten schon vor der Diagnose ins Blut oder in die Lymphe gestreut. Meist werden sie unschädlich gemacht oder ausgeschwemmt, bevor sie sich irgendwo festsetzen können. Wenn sich aber so ein Klümpchen von tausend Zellen in einer engen Ader oder in einem Lymphknoten hängen bleibt, kann es der Anfang der Metastasierung sein. In dieser labilen Phase der „Anschlußsuche" ist eine Mikrometastase aber auch besonders anfällig gegenüber Angriffen des Abwehrsystems. Das spricht dafür, sofort nach Operationen oder diagnostischen Manipulationen am Tumor eine Abwehrstärkung durchzuführen.

Wenn Sie sich die Zeichnungen aus einer Arbeit von Professor Renner ansehen, wird deutlich, wie entscheidend wichtig es ist, die Abwehrschranke immer hoch zu halten und dort zu stabilisieren. Ob nun die Grenze, bis zu der die Abwehrkörper noch etwas gegen den Tumor ausrichten können, bei tausend oder zehn Millionen Zel-

Tausend Krebszellen, kaum mehr als ein kleiner Stecknadelkopf, sind nötig, damit eine Metastase anwachsen kann

len liegt, das Verhältnis zwischen Tumorgröße und Abwehrfront ist mit ausschlaggebend für das weitere Schicksal des Kranken. Zwei Konsequenzen scheinen von großer Bedeutung.

● Das Krebswachstum selbst, die Diagnose mit all ihrer psychischen Belastung, die folgenden Untersuchungen und Behandlungen – das alles sind Faktoren, die die Abwehrfront schwächen. Die Grenze wird nach unten gedrückt, manchmal sicher bis an den Nullpunkt. Diese Abwehrschwächung kann Wochen, meist aber wohl Monate dauern. In dieser Schwächeperiode liegt der verhängnisvolle Keim für neues Tumorwachstum. Besonders für Metastasen besteht jetzt die Möglichkeit, sich ungehindert anzusiedeln und zu wachsen.

● Da der Tumor bei der Diagnose oft schon über die körpereigene Abwehrkraft hinausgewachsen ist, kann auf die Operation, vielfach auch auf Bestrahlungen oder Chemotherapie nicht verzichtet werden. Nur diese Behandlungsmethoden sind schnell genug in der Lage, die Tumormasse so zu verkleinern, daß sie wieder vom Abwehrsystem beherrscht und im günstigen Fall beseitigt werden kann.

So wird auch erklärbar, warum die Immuntherapie ihre volle Wirkung meist erst zwei bis drei Jahre nach Beginn der Behandlung erreicht. Wenn es bei der Operation nicht gelingt, den Tumor so zu verkleinern, daß die Abwehrfront wieder höher liegt, kann sein Wachstum nur vorübergehend gestoppt werden. Er wuchert bald weiter. Das führt dazu, daß im ersten und zweiten Jahr nach der Erstbehandlung die meisten Rückfälle auftreten. Vom dritten Überlebensjahr an aber werden die Rückfälle von Jahr zu Jahr seltener, besonders dann, wenn von Anfang an eine zusätzliche Immunstärkung betrieben wurde. In der immunbiologischen Nachbehandlung könnte die Chance liegen, zumindest bei einigen häufigen Krebsarten, die Heilungserfolge zu erhöhen.

Vom dritten Überlebensjahr an werden Rückfälle von Jahr zu Jahr seltener

Ergänzende Mittel der Immuntherapie

Die Immunmodulatoren Mistel, Thymus oder Organseren müssen als die „Speerspitzen" der Immuntherapie angesehen werden. Sie stimulieren auf teils unterschiedliche Weise jene Abwehrzellen, die in der Lage sind, Krebszellen „zu knacken" und „aufzulösen". Aber läßt sich ihre Wirkung vielleicht noch durch weitere Maßnahmen verstärken? Wie eine Speerspitze ohne Schaft unbrauchbar ist, so braucht auch die spezifische oder unspezifische Immunstimulation eine Basis, auf der sie wirksam werden kann.

Die Reihenfolge, in der nun die wichtigsten „Ergänzungstherapien" zur „Immunstimulierung" vorgestellt werden, bedeutet keine Aussage über ihre Wertigkeit. Welche der Mittel und Methoden angewandt werden müssen, wird weitgehend vom Zustand und den Begleitkrankheiten des Patienten abhängen, manchmal sicher auch von bestimmten Erfahrungen des Arztes mit „seinen" Mitteln.

Vitamin A und Karotin

Warum erkranken acht von zehn Rauchern nicht an Lungenkrebs? Warum bekommen nicht alle Menschen Darm- oder Leberkrebs, obwohl doch niemand von den gefährlichen Nitrosaminen verschont bleibt? Hängt das möglicherweise mit der Vitaminversorgung zusammen? Daß die Nitrosamine durch Vitamin C (Ascorbinsäure) weitgehend unschädlich gemacht werden, kann als gesichert gelten. Daß Vitamin A (bzw. Karotin) vor Raucherkrebs (und vermutlich auch vor anderen Krebsarten) schützt, ist zwar nicht einwandfrei erwiesen, zahlreiche Untersuchungen machen es sehr wahrscheinlich.

Auf diese Vitamine – neuerdings auch auf Vitamin C und E – konzentriert sich seit Jahren die Aufmerksamkeit vieler Wissenschaftler. Sie gelten vielen als „Anti-Krebs-Vitaminen".

Als die Strahlenklinik Janker in Bonn vor Jahren damit begann, neben der Bestrahlung auch Vitamin A in superhohen Dosen einzusetzen, schüttelten viele Mediziner ungläubig den Kopf. Sie hatten gelernt, daß Vitamin A in größeren Mengen stark giftig wirkt. Als fettlösliches Vitamin wird es in der Leber gespeichert. Werden die Speicher überfüllt, kann es zu lebensbedrohlichen Gesundheitsschäden kommen. Das ist auch richtig. Auf eigene Faust darf niemand Vitamin A in hohen Dosen nehmen. Doch die Nebenwirkungen lassen sich, zumal unter ärztlicher Kontrolle, begrenzen oder sogar für die Heilung nutzen.

An mehreren Kliniken Europas wird geprüft, ob Vitamin A in hoher Dosierung die Behandlungsergebnisse verbessern kann. Patienten mit Lungenkrebs bekommen mindestens 300 000 Einheiten pro Tag. Die Ergebnisse können sich sehen lassen: Es treten sehr viel seltener Rückfälle auf wie bei unbehandelten Patienten.

Die Ärzte der Jankerklinik verwenden ein speziell zubereitetes Vitamin A. In dieser Form, als Emulsion, belastet es die Leber weniger stark. Dennoch sind die für eine erfolgreiche Krebsbekämpfung erforderlichen Mengen von insgesamt 30 bis 50 Millionen Einheiten in wenigen Wochen mit teilweise doch belastenden, aber vorübergehenden Nebenwirkungen verbunden.

Die Schutz- und Heilwirkung von Vitamin A, von Vitamin-A-Säure oder der Vitamin-A-Vorstufe Beta-Karotin ist inzwischen vielfach belegt. Bei langjährigen Rauchern wurden aus den Bronchien Gewebeproben entnommen. Man fand bei den meisten von ihnen Zellschäden, die als eine Vorstufe zur Krebsbildung gelten. Man nennt sie Dysplasien. Den Rauchern, bei denen solche Zellveränderungen gefunden wurden, gab man täglich eine abgewandelte Form von Vitamin-A. Nach einem halben Jahr wurde wieder eine Gewebeprobe entnommen. Und obwohl elf der zwölf Versuchspersonen ihre Rauchgewohnheiten beibehalten hatten, waren die Zellveränderungen fast vollständig zurückgegangen. In anderen Studien wurde Vitamin-A-Emulsion oder eine hochdosierte Kombination von hochdosierten Vitaminen (Beta-Karotin, C und E) zur Behandlung von Zelldysplasien im Mund-/Rachenraum eingesetzt. Mit dem gleich guten Ergebnis: Fast immer bildeten sich diese Krebsvorstufen zurück.

Besonders bei diesen Krebsarten scheint es wichtig, diese Vitamine zur Rückfallverhütung zu nutzen. Studien zeigen, daß Vitamin A und seine Verwandten, die A-Säuren und die Karotine, zumindest in Anfangsstadien die Krebsentwicklung einer Zelle wieder rückgängig machen können. Sie wirken zusammen mit bioaktiven Pflanzenstoffen der fortschreitenden Entartung (Entdifferenzierung) von Tumorzellen entgegen. Vitamin A wirkt der Entdifferenzierung von Tumorzellen entgegen. Sie verlieren dabei immer mehr ihrer ursprünglichen, zelltypischen Eigenschaften.

Auf eigene Faust darf niemand Vitamin A in hohen Dosen nehmen

Vitamin C – Wucherungen gestoppt

Nicht nur als Antioxidans und Entgifter von Nitrosaminen spielt Vitamin C im Tumorgeschehen eine Rolle. Die Freßzellen des Immunsystems zum Beispiel erlahmen, wenn sie nicht mit Ascorbinsäure, dem wissenschaftlichen Namen von Vitamin C, gefüttert werden. Sehr optimistisch äußerte sich der Nobelpreisträger Professor Linus Pauling: „Die Lebensqualität und die Lebenserwartung der Krebskranken kann durch Vitamin C erheblich gesteigert werden. Sogar regelrechte Heilungen sind festgestellt worden".

Die Lebensqualität und die Lebenserwartung der Krebskranken kann durch Vitamin C erheblich gesteigert werden

Manche Ärzte folgen seinem Rat und geben ihren Patienten bei der Nachbehandlung Vitamin C in Mengen von vier bis 20 Gramm pro Tag. Oft muß das per Infusion geschehen, da der Magen-Darm-Trakt soviel Säure nicht verträgt. Eine andere Nebenwirkungen so hoher Vitamin-C-Dosen könnte die Bildung von Nierensteinen sein.

Andere Vitaminforscher stehen dem Vitamin C skeptischer gegenüber. Sie halten den inzwischen verstorbenen Nobelpreisträger für einen Forscher, der sich in eine fixe Idee verrannt hat. Der Amerikaner hatte ja schon vor 30 Jahren Aufsehen erregt, als er behauptete, alle Erkältungskrankheiten ließen sich durch Vitamin C verhüten und schneller heilen.

Wie dem auch sei: Diese Thesen waren Anlaß, das Vitamin und seine Wirkungen genauer zu untersuchen. Heute weiß man, daß Ascorbinsäure einen stärkenden Einfluß auf das Immunsystem ausübt.

Sicher ist, daß Vitamin C in der Vorbeugung und bei der Minderung von Nebenwirkungen aggressiver Therapien unentbehrlich ist. Es gehört in die Reihe der Radikalenfänger, zusammen mit Karotinen, Vitamin E und Selen. Die freien Radikale gehören ja zu den potentesten Krebsauslösern. Mit den Radikalenfängern kann man sich wirksam vor Krebs schützen.

In den üblichen Tabellen zum Vitamin-Bedarf ist mit 75 Milligramm täglich noch eine sehr geringe Menge angegeben. Neue amerikanische Richtlinien sehen stattdessen 150 bis 200 mg vor. Während einer belastenden Behandlung und für einige Zeit danach werden Tagesmengen zwischen 500 und 2000 mg empfohlen.

Vitamin E

Das Tocopherol ist der dritte im Bunde der Schutzvitamine. Es bewahrt vor allem die Zelle selbst vor Schäden. Die Zellmembran, also die zarte Zellhülle, ist rundum und dicht an dicht mit Vitamin-E-Molekülen besetzt. Dort haben sie vor allem eine Aufgabe: aufzupassen, daß kein freies Radikal an das innere der Zelle herankommt. Das tun sie bis zur Erschöpfung. Denn die freien Radikale treten oft in dichten Schwärmen auf. Und wenn die E-Moleküle erlahmen, hilft ihnen Vitamin C wieder auf die Beine. Es regeneriert die Tocopherole.

Zum Krebsschutz und zur Milderung von Nebenwirkungen bei der Chemo- oder Strahlentherapie reicht die in Tabellen angegebene Menge von 12 mg pro Tag wohl nicht aus. Vitaminforscher raten zur doppelten bis vierfachen Menge. Während einer belastenden Therapie sollen es bis zu 600 mg täglich sein.

Zusammengefaßt läßt sich sagen: Die drei Vitamine A, C und E sowie die Karotine spielen beim Krebsgeschehen eine wichtige Rolle. Sie können Schadstoffe entschärfen, die wie etwa Nitrosamine oder freie Radikale an der Krebsentstehung beteiligt sind. Das macht diese Vitamine für vorbeugende Maßnahmen unentbehrlich. Sie können aber auch die Ausbreitung von Krebs bremsen, indirekt, indem sie den Stoffwechsel aktivieren und direkt, indem sie die Abwehrzellen leistungsfähiger machen. Die B-Vitamine scheinen nur begrenzt und in speziellen Fällen in erhöhtem Maße notwendig zu sein.

Daß zur Vorbeugung, besonders aber zur Unterstützung der Genesung, hochdosierte Vitamingaben sinnvoll sein können, zeigen viele neue Forschungen. In den vorangegangenen Kapiteln wurde bereits darauf eingegangen. Auch bei der „Ernährung" werden wir nochmals darauf zurückkommen. Hier geht es jetzt um die Frage: Wieviel brauche ich? In der nachstehenden Tabelle finden Sie Angaben dazu. Sie wurde von Vitaminforschern und Ärzten nach neuen Erkenntnissen zusammengestellt.

Die Zellmembran, also die zarte Zellhülle, ist rundum und dicht an dicht mit Vitamin-E-Molekülen besetzt

Vitamin	Normal-dosis	Zur Vorbeugung	Bei Therapie-Belastung
Vit. A (IE)	2 500	5 000–10 000	10 000–25 000
Karotin (mg)	6	12–25	25–50
Vit. C (mg)	150	250–1000	1 000–2 000
Vit. D (IE)	200–400	400–5000	
Vit. E (mg)	6–15	30–80	100–1 000
Vit. B6 (mg)	1,5–2,5	5–25	10–250
Thiamin (mg)	1–2	5–25	
Riboflavin (mg)	1–2	5–25	
Niazin (mg)	10–20	25–50	50–250

In der ersten Spalte ist der Normalbedarf angegeben, also die Mindestmenge für gesunde Menschen.

Die zweite Spalte gibt den Bedarf für eine bewußt betriebene Vorbeugung an sowie für Personen, die besonderen Belastungen ausgesetzt sind. Dazu gehören z. B. Raucher, Menschen mit Infektneigung oder solche, die unter seelischem oder körperlichem Streß stehen.

Die dritte Spalte nennt die Dosierungen für den therapeutischen Bereich, wie sie auch vom Betroffenen in der Genesung selbst gefahrlos angewendet werden kann, etwa nach Operationen oder während aggressiver Therapien. Auch die fettlöslichen Vitamine A, D und E können in dieser Menge über längere Zeit eingenommen werden. Im Einzelfall kann der Therapeut sehr viel höhere Dosierungen verordnen.

Prof. Schmidt (Tübingen) empfiehlt zur Vorbeugung eine höhere Vitaminmenge, als sie dem normalen Bedarf entspricht. Das ist besonders bei Streß, großen Belastungen oder anderen Gefährdungen (Rauchen) nötig.

Enzyme

Ein wichtiger Teil der biologischen Krebsmedizin ist die Behandlung mit Enzymen, die Eiweiß spalten oder abbauen können. Daher ihr Name „proteolytische Enzyme". Sie werden auf mehrfache Weise wirksam und können daher in jeder Phase der Erkrankung hilfreich sein. Auf diesen Eigenschaften beruht die tumorhemmende Wirkung der Enzyme:

1. Tumorzellen können sich mit einer Hülle aus Eiweiß (Fibrine) tarnen. Dadurch werden sie für die Abwehrzellen schlecht erkennbar. Durch eiweißspaltende Enzyme kann diese Hülle aufgelöst werden. Die Antigene werden freigelegt, die Abwehrzellen können die Tumorzellen nun besser erkennen und angreifen.

2. Bei jedem Tumor besteht die Gefahr, daß sich vor oder während der Operation einzelne Zellen ablösen, sich an anderen Stellen des Körpers festsetzen und zu bedrohlichen Metastasen heranwachsen. Diese Gefahr wird durch Enzyme verringert. Die Enzyme mindern die Haftfähigkeit von abgelösten Tumorzellen, und sie machen das Blut dünnflüsiger. Im schneller fließenden Blut finden abgelöste Tumorzellen weniger Gelegenheit, sich irgendwo anzuheften. Enzyme wirken dadurch der Entstehung von Tochtergeschwülsten entgegen.

3. Bei der Abwehr von Krebszellen können sich Immunkomplexe bilden. Sie behindern und lähmen das Abwehrsystem. Immunkomplexe entstehen aus Resten von Tumorzellen und mit ihnen verknäulten Abwehrzellen. Dadurch wird das Abwehrsystem irritiert und auf falsche Fährten geführt. Auch können die feinen Blutgefäße und Lymphbahnen verstopfen. Solche Immunkomplexe werden von Enzymen aufgelöst.

4. Bei der Behandlung von Tumorzellen entstehen viele Abfallprodukte. Dieser „Zellmüll" kann ebenfalls die Abwehrleistung behindern. Da es sich dabei meist um Eiweißstoffe handelt, können die eiweißspaltenden Enzyme die Abräumung beschleunigen.

Enzyme haben weitere gute Eigenschaften: Sie können Entzündungen hemmen und Gewebeschwellungen beseitigen. Solche quälenden Erscheinungen treten oft als Nebenwirkung aggressiver Therapien oder als Folge der Operation auf. Auch die natürliche Darmflora wird durch Enzyme günstig beeinflußt.

Eingesetzt werden die Enzyme auch zur Behandlung von Begleiterkrankungen. Nach Brust- oder Unterleibsoperationen können **Lymphödeme** auftreten. Oder es kommt bei Patienten, deren Abwehrkräfte geschwächt sind, zu Infektionen mit **Herpes zoster**. Eine hochdosierte Enzym-Behandlung kann hilfreich sein. Bei Ödemen sollen sie zusammen mit Selen und der Lymphdrainage angewandt werden.

1998, auf dem Kongreß der Gesellschaft für Biologische Krebsabwehr in Heringsdorf, wurden Ergebnisse einer Behandlungsstudie an 2.300 Patienten vorgestellt. Alle Patienten waren operiert worden und bekamen je nach Tumorart und Stadium Chemotherapien, Bestrahlungen oder Hormonbehandlungen. Durch die Behandlung mit einem Enzympräparat ließen sich krankheits- oder therapiebedingte Beschwerden deutlich bessern und vermindern. Erbrechen, Appetitlosigkeit, Bauchbeschwerden, Kopfschmerzen, Müdigkeit, Erschöpfung oder Reizbarkeit traten in der mit Enzymen behandelten Gruppe weitaus seltener auf. Die Nebenwirkungen anderer Behandlungen wurden erheblich gemindert. Von den mit Enzymen behandelten Patienten litten 13 Prozent unter den Nebenwirkungen, in der nicht behandelten Gruppe waren es fast 60 Prozent. Bei Patienten mit dem Tumorstadium II konnte durch die Enzymbehandlung das Auftreten von Rückfällen vermindert oder verzögert und damit die tumorfreie Zeit verlängert werden.

Die Nebenwirkungen anderer Behandlungen wurden erheblich gemindert

Die eiweißspaltenden Wirkstoffe in den Enzympräparaten sind vornehmlich Bromelain aus der Ananas, Papain aus der Papaya, sowie Trypsin und Chymotrypsin aus Bauchspeicheldrüsen von Tieren. Die Präparate enthalten diese Enzyme in gereinigter Form, entweder in einer Kombination oder auch wie das Bromelain als Einzelsubstanz. Es treten keine ernsthaften Nebenwirkungen auf.

Mineralstoffe (Elektrolyte) und Spurenelemente

Mineralstoffe und Spurenelemente spielen eine wesentliche Rolle bei allen Lebensabläufen. Wegen ihrer elektro-chemischen Eigenschaften werden sie auch Elektrolyte genannt.

Von den **Mineralstoffen** (Magnesium, Kalium, Kalzium u.a.) ist nicht bekannt, daß sie im Krebsgeschehen therapeutische Bedeutung haben. Ihr Bedarf ist meist mit einer vollwertigen Ernährung zu decken. Bei zusätzlicher Einnahme sollte man zurückhaltend sein. Sie beeinflussen sich gegenseitig in ihren Wirkung. Führt man von einem Stoff zuviel zu, kann dadurch die Wirkung eines anderen gehemmt oder verstärkt werden. Entscheidend für die Gesundheit ist das fein aufeinander abgestimmte Verhältnis dieser Stoffe zueinander. Deshalb kann die Einnahme eines einzelnen Stoffes zu ungewollten Wirkungen führen, sie sollte nur erfolgen, wenn der Arzt das für notwendig hält. Bei Kombinationspräparaten besteht diese

Gefahr nicht, da sie die Mineralstoffe im natürlichen Verhältnis zueinander enthalten.

Unter den **Spurenelementen** sind einige für die Funktion unseres Abwehrsystems und zur Krebsbekämpfung sehr wichtig, vor allem sind es Selen und Zink.

Selen

Bei Krebspatienten liegt fast immer ein Mangel an dem Spurenelement Selen vor. Darauf weist der amerikanische Selenforscher Prof. G. N. Schrauzer hin. In zahlreichen Studien wird bestätigt, daß dieser Stoff mehr bewirkt, als nur schädliche freie Radikale abzufangen. Bei allen Abwehrfunktionen spielt er eine wichtige Rolle. Eine ausreichende Versorgung mit Selen kann der Entstehung von Krebs vorbeugen. Für verschiedene Tumorarten ist das belegt, trifft aber vermutlich generell für alle Krebserkrankungen zu. Eine mit Selen gut versorgte Körperzelle ist besser als andere gegen schädliche Einflüsse geschützt, die zu einer Entartung führen könnten.

Eine ausreichende Versorgung mit Selen kann der Entstehung von Krebs vorbeugen

Die antioxidative Wirkung von Selen kommt vor allem bei einer Chemo- oder Strahlentherapie zum Tragen. Bei diesen Behandlungen werden Unmengen von freien Radikalen erzeugt. Sie verursachen hauptsächlich die quälenden Entzündungen an den Schleimhäuten des Körpers. Um diese Nebenwirkungen abzufangen, sind täglich hohe Dosen von Selen notwendig. Von Prof. Schrauzer und anderen Ärzten wird je nach Intensität der Chemo- oder Strahlentherapie die tägliche Einnahme von 200 bis 600 Mikrogramm Selen empfohlen (nur während der Therapiedauer).

Selen setzt auch die Anheftungskraft von Krebszellen herab. Diese Eigenschaft kann besonders bei einer Operation genutzt werden. Denn dabei können einzelne Tumorzellen abgetrennt werden, ins Blut gelangen, sich in einem anderen Organ anheften und Metastasen bilden. Selen erschwert es den Tumorzellen, sich in fremdem Gewebe anzusiedeln.

Auch in der Nachbehandlung ist Selen unentbehrlich. „Eine Immuntherapie ohne Selen ist sinnlos", sagte der Forscher. Die Abwehrzellen bleiben ohne dieses Spurenelement „kraftlos". Die Aktivität von Makrophagen, den Freßzellen des Immunsystems, wird durch Selen gesteigert und ihre Lebensdauer erhöht. Selen hemmt auch das Wachstum von Krebszellen.

Über eine Studie an 570 Tumorpatienten, die mit Selen behandelt wurden, berichtet die Zeitschrift für Erfahrungsheilkunde im Heft 10/98. Die Patienten erhielten zur Nachbehandlung ein knappes halbes Jahr lang täglich 200 Mikrogramm Natriumselenit. Mehr als ein Drittel der Betroffenen hatte bereits Metastasen. Geprüft wurde vor allem der Einfluß von Selen auf die Lebensqualität. Das sind die Ergebnisse: Bei 68 % der Patienten kam es zu einer deutlichen Besserung und in weiteren 22 % der Fälle zu einer leichten Besserung der Symptome Erschöpfung, schlechtes Allgemeinbefinden, Appetitlosigkeit, Immunschwäche und Schmerzen. Nur bei 8 % der Patienten war kein Behandlungserfolg festzustellen. In einer anderen Studie ergab sich, daß die mit Selen nachbehandelten Patienten nur halb so häufig einen Rückfall erlitten wie andere.

Selen ist vor allem in Getreide, Fisch, Eiern und Fleisch enthalten

Selen ist vor allem in Getreide, Fisch, Eiern und Fleisch enthalten. Der Tagesbedarf wird etwas unterschiedlich mit 50 bis 100 Mikrogramm angegeben. Das wird oft mit der Ernährung nicht erreicht. Prof. Schrauzer empfiehlt belasteten Menschen die zusätzliche Einnahme von ca. 50 Mikrogramm Selen als Selenhefe. Zur Nachbehandlung von Krebs wird die Einnahme von mindestens 100 bis 200 Mikrogramm täglich angeraten, während aggressiver Therapien mindestens die doppelte Menge. Einige Ärzte verordnen bis zu 600 Mikrogramm. In diesen Fällen ist Selen als Natriumselenit vorzuziehen (Trinkampullen), weil es schneller und besser vom Körper aufgenommen wird.

Das Spurenelement **Zink** ist für die Funktion des Immunsystems und als Schutz vor Schadstoffen unentbehrlich. Es ist Bestandteil vieler Enzyme. Fehlt es im Körper, können Schwermetalle seinen Platz einnehmen und den Körper schleichend vergiften. Auch die Abwehrzellen brauchen eine gute Versorgung mit Zink. Der tägliche Bedarf liegt bei etwa 20 Milligramm (mg), bei Belastungen des Immunsystems genügt es, die gleiche Menge zusätzlich einzunehmen.

Den Darm sanieren

Besonders nach belastenden Therapien kann eine sogenannte „Darmsanierung" angebracht sein, nicht nur, weil die Darmflora sehr unter einer Chemotherapie oder Bestrahlung leidet. Im Darm, das wurde schon gesagt, muß ein bestimmtes Säuremilieu herrschen und die vielen nützlichen Darmbakterien müssen in einem natürlichen Verhältnis zueinander stehen. Das Alter, langjährige Ernährungsfehler sowie die Therapien sind einer gesunden Darmflora nicht förderlich. Um sie wieder aufzubauen, können Bakterien- oder Milchzuckerpräparate verordnet werden. Der Therapeut nennt das „Symbioselenkung". Langfristig erhält eine Vollwertkost das natürliche Darmmilieu. Sehr förderlich sind Milchzuckerpräparate und milchsauer vergorene Lebensmittel wie Joghurt, Kefir, Sauerkraut oder fermentiertes Getreide.

Langfristig erhält eine Vollwertkost das natürliche Darmmilieu

Geachtet werden sollte auch darauf, ob irgendwo im Körper Eiter- oder Entzündungsherde vorhanden sind. Sie streuen unablässig Toxine, also Giftstoffe in den Organismus. Dadurch werden nicht nur Abwehrzellen von der „Krebsfront" abgezogen, die Toxine wirken auch lähmend auf Teile des Immunsystems. Solche Herde verbergen sich oft unter Zähnen, hinter Mandeln, in alten Narben oder an chronisch entzündeten Organen (Galle, Nieren, Blase, Eierstöcken).

Homöopathisch oder naturheilkundlich orientierte Therapeuten verfügen oft über weitere spezielle Behandlungsmöglichkeiten zur Linderung von Beschwerden. Doch sollte darauf geachtet werden, daß sie in ein Gesamtkonzept passen, daß ihre Wirksamkeit wenigstens einigermaßen belegt werden kann und daß sie die Behandlung nicht zu sehr verteuern.

Ernährung als Heilhilfe

Zwischen 30 und 50 Prozent aller Krebserkrankungen sind mit auf falsche Ernährung zurückzuführen. Diese Schätzung amerikanischer Forscher, auf die bereits im Kapitel über die Ursachen eingegangen wurde, dürfte der Wirklichkeit sehr nahe kommen. Andere gehen noch weiter. Sie meinen, daß bis zu 80 Prozent aller Krebserkrankungen „hausgemacht" sind, durch Ernährungsfehler, Genußmittel, Bewegungsmangel, Streß und andere Sünden.

Der Umkehrschluß – so könnte man denken – wäre nun ganz einfach: Wenn falsche Ernährung zu Krebs führt, müßte er auch durch richtige Ernährung zu heilen sein. Und es gab manche Rezepte. Von Rote Bete bis zu Eiweiß und Öl ist vieles als Heilkost angepriesen worden. Andere Ärzte halten selbst heute noch wenig von Hinweisen auf eine gesündere Ernährung. Viele Patienten werden aus der Klinik entlassen mit dem Rat: „Nun päppeln Sie sich erst mal wieder gut auf, Sie müssen doch wieder zunehmen. Essen Sie, was Ihnen schmeckt."

Die Wahrheit liegt wohl, wie so oft, in der Mitte. Wenn Sie bedenken, daß sich eine Krebserkrankung in Jahren oder Jahrzehnten entwickelt, daß also eine ungesunde Lebensweise ihre Folgen sehr langsam zeigt, so darf nicht erwartet werden, daß die Umstellung auf eine gesündere Kost nun in wenigen Wochen die Gesundheit zurückbringt. Von einer „Krebsdiät" wird auch nicht mehr gesprochen. Was Krebskranken – und Gesunden – empfohlen wird, ist eine Vollwertkost.

Was Krebskranken – und Gesunden – empfohlen wird, ist eine Vollwertkost

Vor falschen Hoffnungen, aber auch vor Gleichgültigkeit in Ernährungsfragen warnt immer wieder einer der besten Sachverständigen, Dr. H. Anemüller. „Krebs kann entstehen, wenn die Ernährung im großen und ganzen richtig war. Und eine spezielle Ernährung allein kann keinen Krebs heilen", sagt er. Gleichzeitig betont er aber auch: „Die Ernährungstherapie darf bei keinem Kranken versäumt werden, weil sie die Chancen und Möglichkeiten der Heilung vergrößert. Richtige Ernährung ist eine Heilhilfe".

Als Ziele einer solchen Gesundkost bei Krebs nennt Dr. Anemüller:

- Beseitigung von Stoffwechselstörungen
- Aktivierung des Stoffwechsels
- Verbesserung der Sauerstoffversorgung
- bessere Entgiftung und Entschlackung
- Steigerung der körpereigenen Abwehrkräfte.

Sünden am Eßtisch

Es wird immer wieder bestätigt, daß viele Erkrankungen auf die denaturierte Zivilisationskost zurückzuführen sind. In den USA wurden 88. 000 Krankenschwestern sechs Jahre lang nach ihren Ernährungsgewohnheiten befragt. Unter denjenigen, auf deren Speiseplan täglich Fleisch von Rind, Schwein oder Lamm stand, war die Zahl der Erkrankungen an Darmkrebs zweieinhalbmal so hoch wie bei denen, die auf Steaks oder Koteletts fast ganz verzichteten. „Der Zusammenhang zwischen fleischreicher Nahrung und Krebs ist überraschend stark und eindeutig", erklärte der Studienleiter Dr. W. Willet in der Fachzeitschrift „New England Journal of Medicine". Seine Botschaft: „Tierisches Fett und zuviel Fleisch erhöht das Krebsrisiko, fleischarme Kost verringert es.".

Der Zusammenhang zwischen fleischreicher Nahrung und Krebs ist überraschend stark und eindeutig

Eine andere Studie ergab, daß die Gefahr an Gebärmutterkrebs zu erkranken, geringer wird, wenn die Nahrung viel Beta-Karotin, Vitamin E und C enthält.

Auf einer Jahrestagung der HNO-Ärzte in Lübeck berichtete Dr. Ulrike Gewelke (Heidelberg), daß der bevorzugte Verzehr von Salat, Obst und Milcherzeugnissen das Risiko, an Kehlkopfkrebs zu erkranken, um die Hälfte vermindert. Dr. Gewelke führt dies auf die schützende Wirkung von Karotin, Vitamin C und Riboflavin in Milch und Obst zurück. Auch viele andere Untersuchungen zeigen, was bei der Ernährung schadet:

„Verstopfung fördert Brustkrebs" stellten Ärzte an der Universität von Kalifornien in San Franzisko fest.

„Übergewicht erhöht das Krebsrisiko" ergab eine Studie von Professor Helmut Stickl, dem Direktor der Bayerischen Landesimpfanstalt. Er wertete umfangreiche Krankenakten aus. Wenn Männer um mehr als 20 Prozent zuviel wiegen, liegt ihre Erkrankungsziffer um 20 Prozent höher als bei Normalgewichtigen; wenn

Frauen soviel Übergewicht haben, erkranken sie um 13 Prozent häufiger.

„**Darmkrebs der Fleischesser**" überschrieb „Medical Tribune" einen Bericht über Erkenntnisse des Wiener Forschers Professor Anton Neumayr. Besonders gefährdet sind danach Männer über 55 Jahre.

„**Süßer Brustkrebs** " meldete die Neue Zürcher Zeitung über eine britisch-kanadische Studie. Danach deckt sich die Häufigkeit des Brustkrebses ziemlich genau mit der Menge des verzehrten Haushaltszuckers. In Japan, wo nur etwa 20 Kilo pro Jahr und Person verbraucht werden, ist die Erkrankungsrate äußerst gering.

Beim Lesen der „Sündenregister" sollte man sich davor hüten, einen kurzfristigen Zusammenhang anzunehmen und nun aus Furcht keine Sahnetorte, kein Butterbrot oder kein Fleisch mehr zu essen. Bei der Krebsentstehung müssen immer mehrere Ursachen zusammentreffen. So erklärt sich, daß viele Menschen beim Essen, Rauchen oder Trinken zeitlebens sündigen können, ohne zu erkranken. Andere dagegen erkranken, obwohl sie, wie Dr. Anemüller sagt, im großen und ganzen vernünftig gelebt haben. Die Hauptgefahr einer falschen Ernährung liegt in einer schleichenden Stoffwechselveränderung. Sie wirkt selten direkt krebsauslösend, sie führt jedoch auf die Dauer dazu, daß im Körper ein „Krebsmilieu" entsteht und daß die Abwehrkräfte unnötig belastet und geschwächt werden. Falsche Ernährung liefert also nicht nur die Kanzerogene, sie erhöht gleichzeitig die Disposition (Krebsmilieu) und schwächt die Abwehr. Sie fördert damit gleich drei Auslösefaktoren für Krebs.

Bei der Krebsentstehung müssen immer mehrere Ursachen zusammentreffen

Ballaststoffe

Der englische Professor Burkitt wies als erster auf die bedeutsame Rolle der Pflanzenfasern in der Ernährung hin. Er hatte beobachtet, daß Naturvölker kaum Darmkrankheiten kennen. Er ging der Sache nach und fand den Schlüssel dazu in der weitgehend natürlichen Ernährung dieser Menschen. Mit der täglichen Kost nehmen sie größere Mengen von unverdaulichen Pflanzenfasern auf. Das Stuhlgewicht erhöht sich, der Darm wird in Bewegung gehalten, der Stuhl gleitet schnell und reizlos durch den Darm. Die Passagezeit dauert nur halb solange wie bei Menschen mit denaturierter Zivilisationskost.

Zunächst sah Prof. Burkitt in den Faserstoffen nur ein Mittel, um die bei uns so weit verbreitete Verstopfung zu beheben. Weitere Untersuchungen zeigten jedoch, daß die Wirkung der Ballaststoffe viel weiter reicht. Schon die beschleunigte Stuhlpassage führt dazu, daß die Darmwand weniger mit Reiz- und Schadstoffen im Nahrungsbrei in Berührung kommt. Es werden auch beträchtlich weniger toxische Stoffe im Darm gebildet. Ein Teil der Gallensäuren und Cholesterine wird zwar immer von den Darmzotten aufgenommen und in den Organismus zurückgeführt. Unser Körper ist ein sparsamer Hausvater. Bleibt der Stuhl jedoch sehr lange im Darm, sammeln sich Reiz- und Schadstoffe an. Die Pflanzenfasern im Nahrungsbrei saugen viele dieser Schadstoffe auf und führen sie schnell der Ausscheidung zu. Auch die Nitrosamine, die als Kanzerogene erster Ordnung gelten, werden vielfach erst im Darm gebildet. Japanische Untersucher stellten fest, daß bei westlicher Kost die Nitrosaminbildung um das Zehnfache höher ist als bei der Ernährung asiatischer Völker. Es ist also mit großer Wahrscheinlichkeit anzunehmen, daß Ballaststoffe direkt und indirekt vor Krebserkrankungen schützen können. Der Bedarf liegt bei etwa 35 Gramm pro Tag. Durch eine Vollwertkost wird er gedeckt. Bei pflanzenarmer Kost sollten 2–3 Eßlöffel Kleie zusätzlich mit viel Flüssigkeit genommen werden.

Ballaststoffe können direkt und indirekt vor Krebserkrankungen schützen

Regeln für eine Vollwert-Ernährung

Aus diesen und anderen Untersuchungen lassen sich die wichtigsten Regeln für eine Vollwertkost zum Schutz vor Erkrankungen und zur Unterstützung der Heilmaßnahmen aufstellen.

● Maßstab für ein gesundes Lebensmittel ist sein Gehalt an Nähr- und Wirkstoffen. Was sich dazu eignet, sollte möglichst naturbelassen verzehrt werden, da jede unnötige Bearbeitung seinen Wert mindert. Am gehaltvollsten sind Vollkornerzeugnisse, Gemüse, Obst und Salate. Hohen Nährwert haben auch Milchprodukte. Mit Fetten soll sparsam umgegangen, und es sollen kaltgepreßte Öle, ungehärtete Pflanzenmargarinen sowie Butter bevorzugt werden. Seefisch enthält die wertvollen und krebshemmenden Omega-3-Fettsäuren. Eier und Fleisch sollten nicht fehlen, müssen aber nicht täglich auf den Tisch. Vorteilhaft wäre es, einen Teil der täglichen Nahrung in Form von Müslis oder frischen Salaten zu essen.

- Die Kost soll nicht zu üppig sein. Der normale Kalorienbedarf sollte nicht überschritten werden. Eine „Mastkur" hat eher negative Auswirkungen.
- Die Kost muß genügend Ballast-Stoffe enthalten. Obst (nicht Säfte), Gemüse, Salate und Vollkornerzeugnisse enthalten die benötigten Faserstoffe.
- Fett sollte höchstens ein Drittel des täglichen Kalorienbedarfs liefern. Das wären 60 bis 80 Gramm pro Tag, einschließlich der versteckten Fette in Fleischwaren und Milcherzeugnissen. Den Fettbedarf je zu einem Drittel aus tierischen Fetten (Butter), aus pflanzlichen Streichfetten sowie aus hochwertigen Ölen decken.
- Fleisch muß nicht täglich auf den Tisch. Bei unseren Vorfahren gab es das nur sonntags. Der Eiweißbedarf kann genauso gut, vermutlich besser, aus pflanzlichen Quellen und aus Milchprodukten gedeckt werden.
- Zu jeder Mahlzeit Obst, Salate und Gemüse essen.
- Alle „leeren Kalorien", also Industriezucker oder Produkte aus weißem Mehl verbrauchen Vitalstoffe, liefern aber keine. Aller-

---

Besonders empfehlenswerte Lebensmittel

Vitamin C	Zitrusfrüchte, schwarze Johannisbeeren, Sanddorn-Konzentrate
Beta-Karotin	Grünes, rotes und gelbes Gemüse und Obst – besonders Möhren (Karotten), Spinat, Grünkohl, Aprikosen, Mangofrüchte und Tomaten
Vitamin E	Kaltgepreßte, naturbelassene Samenöle, Fettsäuren (Sonnenblumen, Weizenkeime), Nüsse
Ballaststoffe	Vollgetreide (Körner, Schrote, Flocken), Gemüse, Obst
Spurenelemente	Gemüse und Obst, Hülsenfrüchte, Getreide
Hochwertiges Eiweiß	Frischmilch, Molke, Sauermilch, Quark, Käse, Soja, Kartoffeln, Vollei, Hülsenfrüchte
Getränke	Fruchtsäfte (ohne Zucker), Gemüsesäfte, Mineralwasser, Kräutertees
Gewürze	alle Küchenkräuter, Zwiebel, Knoblauch, Meerrettich

dings schadet es auch nicht, wenn gelegentlich mal ein Stück Torte genascht wird.

- Sechs kleine Mahlzeiten sind besser als drei große.
- Geräucherte, marinierte oder mit viel Salz konservierte Lebensmittel sollten nur selten auf den Tisch kommen.
- Getrunken werden sollen täglich mindestens zwei Liter Flüssigkeit.

Diese Ernährungsweise kann bis hin zu einer rein vegetarischen Kost abgewandelt werden. Auf Milchprodukte und Eier sollte aber niemals ganz verzichtet werden. Vegetarier, die sich auf diese Weise ernähren, sind am wenigsten von Zivilisationskrankheiten betroffen. Wer darüber hinaus etwas tun will, kann die Kost noch ergänzen. Aufbaumittel wie Pollen, Weizenkeime, Hefepräparate oder stärkende Tonika können den Organismus kräftigen.

Auf Milchprodukte und Eier sollte niemals ganz verzichtet werden

In diesem Bereich werden jedoch auch viele Tinkturen oder Nahrungsergänzungsmittel angeboten, die sich vor allem durch einen hohen Preis auszeichnen. Wenn marktschreierisch damit geworben wird, daß sich schon die Ureinwohner dieser oder jener Kontinente damit von ihren Gebrechen und von Krebs geheilt haben, ist Skepsis angezeigt.

Bioaktive Pflanzenstoffe

„Viele wissen gar nicht, wieviele Schutz- und Heilstoffe die Apotheke der Natur für uns bereit hält", sagte einmal Prof. Leitzmann, der Ernährungswissenschaftler aus Gießen. Gemeint sind die vielen sogenannten sekundären Pflanzenstoffe, wahre „Wundersubstanzen". Diese bioaktiven Pflanzenstoffe sind es, die uns alle vor manchen Krankheiten schützen.

Die sekundären Pflanzenstoffe bestehen aus einer Fülle sehr unterschiedlicher Stoffgruppen. Sie sind keine Nährstoffe, erfüllen aber im menschlichen Organismus wichtige Funktionen. Aus vielen sind schon Heilmittel entwickelt worden. Zu diesen Stoffen zählen ätherische Öle, Farb- und Bitterstoffe, Schleimstoffe, hormonähnliche Substanzen und viele andere. Wissenschaftler schätzen, daß es fast 10.000 solcher Stoffe gibt. Mit einer gemischten Kost nehmen wir davon täglich etwa 1,5 Gramm auf.

Die Wirksamkeit einiger Bioaktivatoren und die Nahrungsmittel, in denen sie besonders reichlich enthalten sind, seien hier aufgezählt:

Möhren, Tomaten, Paprika, Brokkoli oder Spinat enthalten, wie alle roten, gelben und grünen Gemüse- oder Obstsorten, besonders viel Karotine, von denen das Beta-Karotin am bekanntesten ist. Fast noch wirksamer ist das Lycopin aus Tomaten. Diese Stoffe stimulieren die Immunabwehr, hemmen die Tumorentwicklung und schützen zusammen mit den Flavonoiden die Zelle vor Schäden und Entartung. Die Karotine sind am wirksamsten, wenn sie mit etwas Fett verzehrt werden und, wenn Möhren vorher leicht angegart werden. Aus den harten Fasern kann unser Verdauungssystem die wertvollen Gesundheitsstoffe sonst nur zu etwa 30 Prozent herauslösen und aufnehmen. Das Lycopin der Tomaten bleibt auch in Tomatenmark oder Ketchup wirksam.

Zwiebeln, Grünkohl, Äpfel oder Auberginen enthalten besonders viele Flavonoide, ein Stoff, der den pflanzlichen Lebensmitteln ihre Farbe gibt. Sie wehren Bakterien ab, beugen Krebs vor und schützen Herz und Kreislauf.

Bei **Kohl, Senf oder Meerrettich** sind es die Glucosinolate, die krebsverhütend und antimikrobiell wirken. Sie geben diesen und ähnlichen Gemüsen den typischen Geschmack.

Kohl, Weizenkorn, Nüsse oder rote Beeren helfen dem Körper, mit den sogenannten freien Radikalen besser fertig zu werden. Diese Radikalen sind mitschuldig daran, daß Zellen geschädigt werden und entarten. Die Phenolsäuren in den Pflanzen sind – wie übrigens auch die Karotine oder Flavonoide – in der Lage, freien Radikale unschädlich zu machen. Sie wirken daher stark krebsverhütend.

> *Die Phenolsäuren in den Pflanzen sind in der Lage, freien Radikale unschädlich zu machen*

Soja, Vollkorn und Leinsamen enthalten dem Östrogen ähnliche Stoffe, sogenannte Phytohormone. Sie wirken beim Menschen regulierend auf den Hormonhaushalt und bremsen eine überschießende körpereigene Hormonproduktion. Sie schützen vor allem vor hormonabhängigen Tumoren wie Brust- oder Prostatakrebs und unterstützen bei Erkrankungen die Antihormontherapie mit Tamoxifen oder ähnlichen Medikamenten. Asiaten, die viel Sojaprodukte essen, erkranken weniger häufig an diesen Krebsarten.

Pflanzenöle, Avocado und Sonnenblumenkerne enthalten viele Phytosterine. Diese sind chemisch dem Cholesterin aus tierischen Fetten verwandt. Sie wirken jedoch gegenteilig, indem sie die Aufnahme von Cholesterin aus der Nahrung hemmen. Dadurch wird vor allem dem Darmkrebs vorgebeugt, auch der Adernverkalkung.

Sojabohnen enthalten besonders viele wirksame Heilstoffe. Zu nennen sind einmal die Saponine, die Bakterien, Viren und Pilze bekämpfen und vor Darmkrebs schützen. Noch interessanter ist für die Ernährungs- und Krebsforscher das Genestein. Dieser Pflanzenstoff hat zwei Eigenschaften: Er erschwert es abgesiedelten Krebszellen, Anschluß an den Blutkreislauf zu gewinnen und Metastasen zu bilden. Eine andere Wirkung dieses Stoffes: Er kann den Selbstmord von Krebszelle herbeiführen, die sogenannte Apoptose. Allerdings sind dazu Mengen nötig, die um ein Mehrfaches höher liegen, als sie mit der Nahrung aufgenommen werden können. Vor allem in den USA ist man dabei, aus diesem Stoff ein Arzneimittel zu entwickeln. Kombiniert mit anderen, ähnlich wirkenden Substanzen sollen die Krebszellen „ausgehungert" werden, indem man ihnen die Blutzufuhr abschneidet. Das Heilverfahren wird „Angiogenese" genannt und erste Behandlungsstudien haben begonnen.

In Knoblauch, Zwiebeln und Lauchgewächsen wirken die Sulfide, die diesen Gewächsen ihren scharfen Geschmack geben. Sie töten Bakterien, und sie gelten als potente Krebshemmer. Durch die blutverdünnende Wirkung schützen sie auch vor Infarkten.

Grüner Tee ist für Tumorpatienten gesund, weil in den Teeblättern eine Substanz enthalten ist, die nicht nur der Krebsentstehung vorbeugt, sondern auch seine Ausbreitung im Körper bremsen kann. Dieser Heilstoff hat den wissenschaftlichen Namen „Epigallocatechin-3-Gallat", abgekürzt EGCG. Er bewirkt folgendes: Um sich im Gewebe ausbreiten und Metastasen absiedeln zu können, brauchen die Tumorzellen die Hilfe eines Enzyms, der Urokinase. Die Funktion dieses Enzyms aber wird durch den Tee-Inhaltstoff blockiert.

In den Teeblättern ist eine Substanz enthalten, die der Krebsentstehung vorbeugt

Im Tierversuch wiesen Forscher an der Universität in Kansas (USA) nach, daß EGCG das Tumorwachstum bremst und daß sogar Rückbildungen auftreten. Eine Tasse grünen Tees enthält bereits 150 Milligramm dieses Stoffes. Beim Trinken von sechs bis acht Tassen Tee täglich werden nach Ansicht der Forscher Mengen zugeführt, daß mit einer therapeutischen Antitumorwirkung zu rechnen ist. In schwarzem Tee ist die Substanz nicht mehr enthalten. Durch die Fermentierung wird sie so verändert, daß sie keine Wirkung mehr hat.

Der grüne Tee enthält außerdem noch mehrere Stoffe aus der Gruppe der Flavone, die als Antioxidantien, als Radikalenfänger wirken. Im grünen Tee sind diese Stoffe in einer besonders wirksamen Form und Menge enthalten. „Die Schutzstoffe im grünen Tee können das Entstehen und die Ausbreitung von Krebs vielleicht nicht völlig verhindern, aber sicher erheblich bremsen und verzögern", urteilen US-Forscher.

Sie sehen: Es lohnt sich, den täglichen Speiseplan mit viel Pflanzenkost anzureichern. Am wirksamsten sind alle diese Schutz- und Hemmstoffe, wenn sie dem Körper mit einer abwechslungsreichen Ernährung angeboten werden. Erst gemeinsam sind sie stark. Bei Brust- oder Prostatakrebs könnte es hilfreich sein, Nahrungsmittel mit Phytohormonen vermehrt zu verzehren. Auch bei grünem Tee scheint eine therapeutische Wirkung erreichbar zu sein, wenn man ihn in der oben angegebenen Menge trinkt.

> *Die Schutzstoffe im grünen Tee können das Entstehen und die Ausbreitung von Krebs vielleicht nicht völlig verhindern, aber sicher erheblich bremsen und verzögern*

So hilft die Ernährung

Was mit einer vollwertige Ernährung erreicht werden soll und erreicht werden kann, wurde 1998 auf einem internationalen Kongreß für Ernährung und Krebs in Kalifornien dargestellt. Als erstrebenswerte Ziele wurden genannt:

- Vermeidung von Mangelernährung
- Anregung der Immunfunktion
- Verhütung oder Verminderung von Nebenwirkungen der Chemo- oder Strahlenbehandlung
- Metastasen-Verhütung
- Verbesserung der Lebensqualität

Durch klinische Studien und Untersuchungen wurde bestätigt, daß diese Ziele auch weitgehend erreicht werden können. Vollwertig ernährte Patienten leben nicht nur besser mit ihrer Erkrankung, sie erleiden oft auch weniger Rückfälle und leben länger.

In einer Untersuchung über die Zusammenhänge von Ernährung und Krebs bei 675 Patienten mit Lungenkrebs fanden Wissenschaftler heraus, daß die Überlebenszeit nach 6 Jahren um so länger war, je mehr Gemüse die Patienten zu sich nahmen. Von 200 Patienten, die eine unerwartete Vollremission (völlige Rückbildung des

Tumors) erfuhren, hatten 87 % ihre Ernährung fast ganz auf vegetarische Kost umgestellt.

Bei Patienten mit Krebs der Bauchspeicheldrüse brachte eine weitgehend vegetarisch-makrobiotische Ernährung ebenfalls einen deutlichen Vorteil. Ähnlich positive Resultate zeigten sich bei Patienten mit Prostatakrebs. Auch bei Darm- und Brustkrebs gibt es gute Hinweise, daß eine optimale Ernährung heilen hilft.

Als wesentliche Vorteile einer an Nährstoffen, Vitalstoffen und Bioaktivstoffen reichen Ernährung wurden auf dem Kongreß genannt:

- In der frühen Phase der Krebsentstehung können Schutz- und Heilstoffe in der Nahrung ausreichen, um Vorstufen einer Zellentartung (Präkanzerosen) in normales, gesundes Gewebe zurückzuverwandeln.
- Nebenwirkungen anderer Therapien wie Übelkeit, Erbrechen, Haarausfall oder Organschäden treten seltener und milder auf. Beta-Karotin, Vitamin C und E sowie Selen können als Antioxidantien die Wirksamkeit von Chemotherapie, Bestrahlungen und Hyperthermie steigern, während sie gleichzeitig die gesunden Zellen schützen.
- Selen, Vitamin A, Vitamin K, Vitamin E, Omega-3-Fettsäuren, Flavonoide und andere Mikronährstoffe scheinen die Fähigkeit zu besitzen, das ungeregelte Wachstum von Tumorzellen zu verlangsamen und zu normalisieren.

Die Nahrung von Krebspatienten soll nach Ansicht der Wissenschaftler zum größten Teil aus pflanzlichen Nahrungsmitteln bestehen (Gemüse, Getreide, Obst, Hülsenfrüchte, Soja). Sie soll wenig Fett, Zucker und Salz enthalten. Der Eiweißbedarf von 1–2 Gramm pro Kilo Körpergewicht kann aus Gemüse und einem maßvollen Verzehr von Fleisch und Fisch gedeckt werden. Stark reduziert oder ganz eingestellt werden soll der Verzehr von Haushaltszucker und anderen Zuckerkonzentraten. Krebszellen gieren sozusagen nach Glukose, (Zuckermolekülen). Sie sind „Zuckerfresser", wie es ein Wissenschaftler ausdrückte. Durch Verzicht auf Zucker könne man sie „abmagern".

Bei einigen Mikronährstoffen muß eine zusätzliche Einnahme erwogen werden, da sie auch mit einer optimalen Ernährung nicht immer ausreichend zugeführt werden können, besonders während belastender Therapien. Dazu gehören die Vitamine A, C und E, das Provitamin Beta-Karotin, die Spurenelemente Selen und Zink, sowie eventuell einige andere Nährstoffe wie Gluthation, Co-Enzym Q10 und Fischöl (Omega-3-Fettsäuren). Eine Information zur optimalen Versorgung mit Vitaminen und Vitalstoffen kann bei der GfBK angefordert werden.

Rohkost bekömmlich gemacht

Beim Verzehr von Rohkost, Frischkost und Müsli haben nicht alle „ein gutes Gefühl im Bauch", gibt Dr. Anemüller zu bedenken. Die Umstellung auf Rohkost mit vielen Ballaststoffen macht manchem Schwierigkeiten. Mit einem Blähbauch oder gar mit kolikartigen Schmerzen herumzulaufen, ist keine reine Freude. Was wäre dann zu tun, ohne gleich ganz auf Vollwertkost zu verzichten? Dr. Anemüller empfiehlt eine bekömmlichere Zubereitung als leichte Vollwerternährung:

- Beginnen Sie mit kleinen Portionen. Der Darm braucht Wochen oder Monate, ehe er sich auf die neuen Anforderungen eingestellt hat.
- Meiden Sie zunächst all zu grobe Rohkost aus ganzen Körnern, Hülsenfrüchten oder blähendem Kohl. Es müssen nicht gleich die kernigsten Haferflocken sein.
- Bevorzugen Sie Rohkost aus leichter verdaulichen Gemüsen wie Möhren, Tomaten, Schnittbohnen, Sellerie, Auberginen oder Roten Beeten. Statt Vollkornbrot tun es auch Knäckebrot oder Zwieback aus Vollkorn, auch feinkrumiges Brot.
- Wer besondere Schwierigkeiten hat, kann Gemüse oder Vollkornerzeugnisse leicht angaren oder sich aus Getreideflocken einen Brei bereiten.
- Hilfreich ist es auch, für die Rohkost zuerst nur jeweils ein Gemüse zu nehmen, etwa geraspelte Möhren. Dann probieren Sie aus, was Ihnen am besten bekommt.
- Süßen Sie diese Mahlzeiten nicht, denn Zucker fördert Blähungen.

Ob Sie ihre Lebensmittel im Supermarkt um die Ecke, im Reformhaus oder Bioladen kaufen, ist nicht so entscheidend. Wichtig ist, daß die Ware frisch und vollwertig ist. Achten Sie darauf:

- Gute Pflanzenöle sollen als „kaltgepreßt und naturbelassen" oder „kaltgepreßt und nicht raffiniert" gekennzeichnet sein. Gute Vollöle behalten ihren Eigengeschmack, etwa Olivenöl, Nuß- oder Leinöl.
- Joghurt soll aus rechtsdrehender Milchsäure bestehen (L(+) Milchsäure). Sie soll mindestens 90 Prozent ausmachen. Linksdrehende Milchsäure wird vom Darm schlecht resorbiert und ist eine Belastung. Gute Hersteller deklarieren die Milchsäure auf der Packung.
- Tiefgekühltes Gemüse ist ähnlich gut zu beurteilen wie Frischgemüse.
- Brauner Zucker ist nicht gesünder als weißer Industriezucker. Auch Honig oder Sirup sind als Süßungsmittel nur sparsam zu verwenden. Sie sind fast reiner Zucker.
- Lassen Sie sich nicht durch wohlklingende Packungsaufdrucke irreführen, in denen die Begriffe „biologisch" oder „natürlich" vorkommen. Solche Wortschöpfungen sagen oft wenig über den Inhalt aus. Die Verbraucherverbände geben genaue Auskünfte.

Abschließend soll noch einmal betont werden, daß man von der Umstellung auf eine vollwertige Ernährung keine Wunder erwarten darf. Die Vollwertkost ist eine Maßnahme mit einer ausgesprochenen Langzeitwirkung – allerdings eine sehr wichtige. Sie sollte daher auch lange, am besten für immer, beibehalten werden. Noch günstiger wäre es, sich schon als Gesunder an diese Regeln zu halten.

Die Vollwertkost ist eine Maßnahme mit einer ausgesprochenen Langzeitwirkung

Die Heilkraft der Seele

„Um seine Krebskrankheit überwinden oder um mit ihr leben zu können, muß etwas Entscheidendes verändert werden im Leben eines jeden Betroffenen", schrieb die Chefärztin Dr. Dorothea Wagner-Kolb in einem Aufsatz zur psycho-sozialen Krebsnachsorge.

Doch wer hilft dabei?

Seit Jahren bemühen sich private, karitative und andere Organisationen um eine Verbesserung. Viel ist auch erreicht worden. Aber immer noch beklagen drei Viertel aller Patienten, daß ihnen nach der Entlassung aus der Klinik Unterstützung und Beratung fehlen. „Die Betroffenen wissen nichts oder nur sehr wenig über die Bedeutung des Immunsystems für ihren Gesundungsprozeß oder über die Zusammenhänge von Lebensweise, Streß, Ernährung und anderer Faktoren mit Krankheit und Gesundheit", beschreibt der Psychologe M. Hartmann die Situation.

Befragungen von Dr. Lieselotte Bappert ergaben, daß die Hälfte der Betroffenen vor allem Fragen aus dem seelischen Bereich auf dem Herzen hat. Allerdings will nur jeder vierte eine „uneingeschränkte" psychosoziale Betreuung. 62 Prozent sind sogar der Meinung, sie würden alleine mit ihren Problemen fertig. Die „Hemmschwelle", sich anderen, noch dazu Fremden, anzuvertrauen, ist hoch.

„Im Umgang mit Krebskranken beginnt für den Arzt etwas völlig Neues: Er repariert und beseitigt nicht nur ein defektes Organ, sondern er dringt mit seiner Diagnose und seiner Therapie tief ins Innere des Kranken, versetzt ihn zunächst in Angst und Schrecken. Er erschüttert ihn in seinen geistig-seelischen Grundfesten. Das alles kann der Arzt nur tun, indem er sich gleichzeitig für die weitere Begleitung dieses so schwer Betroffenen voll zur Verfügung stellt", faßte die Gynäkologin Dr. Wagner-Kolb ihre Erfahrungen zusammen.

Psyche und Krebs: Die Meinungen sind sehr vielstimmig. Vor allem Patienten glauben an sehr direkte Zusammenhänge. Sie sind davon überzeugt, daß ein schweres seelisches Leid zu ihrer Erkrankung geführt hat. Auch Ärzte geraten in Zweifel. „Das Schulwissen vieler Ärzte wird erschüttert, wenn sie etwa bei einer Frau ein halbes Jahr nach dem Tod des Ehemannes einen Brustkrebs diagnostizieren", gab Frau Dr. Wagner-Kolb zu. Unerklärlich bleibt oft auch, warum bei gleicher Krebsart und Behandlung manche Betroffene sehr viel länger leben und sogar geheilt werden, während andere sehr schnell dahinsiechen. Daß die Seele Heilkräfte entwickeln und aufbauen kann, hat die wissenschaftliche Medizin lange angezweifelt, zumindest bei so schweren und scheinbar organisch bedingten Krankheiten wie Krebs.

Den ersten Beweis für die Heilkraft der Seele lieferte der amerikanische Onkologe Dr. Spiegel. Er gab damit den Anstoß für einen neuen Wissenschaftszweig, die Psycho-Neuro-Immunologie. Eigentlich wollte er beweisen, daß alles Gerede von psychischen Einflüssen auf den Krankheitsverlauf dummes Zeug sei. Er machte eine kontrollierte Studie – und das Gegenteil kam heraus. Die Patientinnen, die ein Jahr lang psychisch betreut wurden, durch Gespräche, Entspannungsübungen oder Meditation, lebten in der Mehrheit besser mit ihrer Krankheit und zur großen Überraschung auch deutlich länger, bis hin zur Heilung. „Diese Studie", so resümierte Dr. Spiegel, „hat mein Denken verändert, was die Kraft emotionaler Zuwendung betrifft. Gegenseitige Hilfe und Anteilnahme können offensichtlich psychischen Streß verhindern und das Immunsystem stärken".

Bestätigt wird der Einfluß der Psyche auf Krankheitsverläufe inzwischen durch viele überzeugende Studien. Was lange nicht für möglich gehalten wurde, konnte durch Untersuchungsmethoden direkt gemessen werden: Seele und Körper reden miteinander. Zwischen Psyche und Soma gibt es nicht nur indirekte, sondern sehr direkte Kontakte. Abwehrzellen werden über Botenstoffe (Neurotransmitter), die von Nervenzellen abgesondert werden, ständig über die Gemütslage informiert. Wahrscheinlich funktioniert das auch umgekehrt: Die Abwehrzellen informierten die Psyche über ihren Zustand.

Viele Forscher sehen in diesen „Molekülgesprächen" die „biochemische Basis der Gefühle". Durch sie werden Sinneseindrücke, körperliche Befindlichkeiten und Erinnerungen in Gefühlswerte wie Angst, Trauer, Optimismus oder Freude „übersetzt". Von solchen positiven oder negativen Stimmungen der Seele erfährt dann auch das Abwehrsystem. Wenn aus der Seele ständig depressive, angstvolle, hoffnungslose „Signale" kommen, scheinen sich die Abwehrzellen irgendwann zu sagen: „Wenn die nicht will, dann wollen wir auch nicht mehr". Anders ausgedrückt: Positive Gedanken und Gefühle stärken, negative schwächen.

In der Psychoonkologie versucht man daher, die Seele umzustimmen und Ängste und Depressionen abzubauen, um so die Abwehr- und Heilungskräfte positiv zu beeinflussen. Da kann schon ein entlastendes Gespräch mit einem Freund die Aktivität der

Gegenseitige Hilfe und Anteilnahme können offensichtlich psychischen Streß verhindern und das Immunsystem stärken"

Abwehrzellen ankurbeln. Oder: Wer seine inneren Nöte in einem Tagebuch niederschreibt, „entsorgt" seine Seele und tut was für die Gesundung.

Stark belastend ist vor allem chronischer Streß. Wer sich von Problemen überwältigen läßt, wer sich ihnen hilflos ausgeliefert fühlt, wer aus seiner Trauer nicht herausfindet, wer mit seinen Ängsten nicht fertig wird, der schwächt auf Dauer auch die Abwehrkräfte. Kurzfristig scheint der Körper starke, auch negative Belastungen folgenlos „wegzustecken". Krank macht der Dauerstreß. Eine Rolle spielt dabei sicher auch die angeborene psychische Grundstruktur, die individuelle Art, wie jemand mit seelischen Problemen umgeht.

Die Forscher warnen jedoch davor, in der Psyche nun ein Allheilmittel oder den Alleinschuldigen zu sehen. Bei der Krebsentstehung dürfte es eher so sein, daß eine schon vorhandene winzige Geschwulst nach einer psychisch bedingten Abwehrschwäche ungebremst wuchern kann. Bei der Krankheitsbewältigung spielt die Psyche die Rolle des „Heilgehilfen", allerdings eines sehr tatkräftigen, wie Dr. Felten betont: „Kein Arzt darf die Rolle der Psyche beim Heilungsprozeß vernachlässigen. Menschliche Wärme kann beim Patienten oft ebensoviel bewirken wie Medikamente."

Kein Arzt darf die Rolle der Psyche beim Heilungsprozeß vernachlässigen

Ungewöhnliche Heilungen und Krankheitsverläufe

Wie stark die seelische Heilhilfe sein kann, zeigen sogenannte Spontanheilungen, die von Onkologen erst seit wenigen Jahren zur Kenntnis genommen werden. Sie lassen sich eigentlich nur damit erklären, daß hier Psyche und Immunzellen gemeinsam tätig geworden sind. Die noch offene Diskussion darüber, was nun spontane Heilungen oder ungewöhnliche Krankheitsverläufe sind, wird hier aus Patientenberichten und ärztlichen Kommentaren dargestellt.

Wie lassen sich „ungewöhnliche Krankheitsverläufe" erklären? Oder sind sie gar nicht so ungewöhnlich? Im Frühjahr 1997 befaßten sich gleich zwei Kongresse mit diesem Thema. Auf einer Veranstaltung im Deutschen Krebsforschungszentrum versuchten Onkologen aus Tumorzentren und Nachsorgekliniken diesem Phänomen auf die Spur zu kommen. Eine Woche später, auf dem 8. Kongreß der Gesellschaft für Biologische Krebsabwehr, berichteten Patienten über am eigenen Leibe erfahrenen „Wunder":

Für die klinischen Onkologen sind solche ungewöhnlichen Krankheitsverläufe oder Spontanremissionen äußerst selten. Sie schätzen, daß es bei 10.000 bis 100.000 Erkrankungen einmal dazu kommt. Hörte man dann die Berichte von Patienten und praktischen Ärzten auf dem biologischen Kongreß, entstand der Eindruck, daß solche Ereignisse sehr viel häufiger sein müssen. Dort begegnete man „aufgegebenen" Betroffenen, denen man gesagt hatte, daß nichts mehr für sie getan werden könne und die nun schon seit Jahren gut mit ihrer Krankheit leben oder sich als geheilt betrachten. Die Berichte von oder über Patienten sind im folgenden kursiv gedruckt.

> *Marie-Luise L. fühlt sich von ihrer Krebserkrankung geheilt. 1988 war sie operiert, bestrahlt und chemotherapiert worden. Doch fünf Jahre später, 1993, schien es dem Ende zuzugehen. In der Lunge und in den Knochen hatten sich Metastasen gebildet. Eine aussichtsreiche Therapie konnten ihr die Ärzte der Klinik nicht mehr anbieten. Sie ließ nun eine Immuntherapie machen und wandte der Ernährung viel Aufmerksamkeit zu: Olivenöl statt tierischer Fette und viel Rohkost. Vier Jahre später gab es bei ihr keine Anzeichen mehr für die Krankheit.*

Für strenge Schulmediziner, die den biologischen Therapien oftmals eine Wirksamkeit absprechen, müßte das eine spontane Remission, zumindest ein ungewöhnlicher Krankheitsverlauf sein. Oder der nächste Fall:

> *Bei Frau S. aus W. (58) konnte eine bösartige Geschwulst an den Eierstöcken und der Gebärmutter nur unvollständig operiert werden. Sie sollte eine Serie von 35 Bestrahlungen bekommen. Doch schon nach der 7. Bestrahlung ging es ihr so schlecht, daß die Behandlung abgebrochen werden mußte. Stattdessen empfahl man ihr eine Chemotherapie. Das war 1984/85.*

> *Frau S. lehnte das ab – auch als man ihr sagte, daß sie dann wohl nicht mehr lange leben werde. Sie vertraute sich einem Arzt an, der sie mit Mistel, Sauerstoff und Vitaminen behandelte. Bei einem Gesundheitstraining nach Dr. Simonton lernte sie über ihre Probleme zu sprechen, richtig zu atmen und sich zu entspannen.*

> *Das ist über 12 Jahre her. „Ins Krankenhaus bin ich seitdem*

Für die klinischen Onkologen sind solche ungewöhnlichen Krankheitsverläufe oder Spontanremissionen äußerst selten

nicht mehr gegangen. Alle Tumormarker sind in Ordnung. Ich lasse mir noch Thymus spritzen, brauche Lymphdrainagen, treibe Sport und tanze fürs Wohlbefinden. Was wäre wohl gewesen, wenn ich mein Leben nicht selbst in die Hand genommen hätte?", fragt sie.

Keine große Chance, ihren Krebs zu überleben, hatte man auch Eva Maria S. gegeben.

Man könne ihr nur noch das Sterben erleichtern, hatten die Ärzte gesagt. Doch ihr Krebs scheint besiegt zu sein. Frau S. will nicht von einem Wunder sprechen.

„Ich habe mich von Anfang an entschlossen, gegen die Krankheit anzukämpfen. Ich wollte mich mit der Prognose nicht abfinden. Ich begann über mein Leben nachzudenken, und wie ich es geführt habe. Ich begann, mit einer Therapeutin zu arbeiten und erkannte, daß es kein Zufall sein konnte, daß gerade ich an Krebs erkrankt war. Wer ein Leben lang gegen sich selber arbeitet, den kann es nicht wundern, wenn der Körper darauf reagiert."

Reicht es alleine aus, das Leben oder die innere Einstellung zum Leben zu ändern und durch Meditation den Krebs zu besiegen?

Bei Frau S. besserten sich die Untersuchungsbefunde ständig. Nach vier Monaten begannen die befallenen Knochen, sich wieder aufzubauen. Der Primärtumor in der Brust bildete sich zurück. Acht Monate später hatte sie die Werte eines völlig gesunden Menschen.

Die klinischen Onkologen sprechen von spontanen Rückbildungen oder Heilungen, wenn diese ohne „adäquate" Behandlung stattgefunden haben

Die klinischen Onkologen sprechen von spontanen Rückbildungen oder Heilungen, wenn diese ohne „adäquate" Behandlung stattgefunden haben, also ohne eine nach schulmedizinischer Auffassung wirksame Therapie. Als „Spontanremissionen" müssen nach Prof. Heim von der Sonnenbergklinik in Bad Sooden-Allendorf auch solche Fälle gelten, bei denen die Rückbildung des Tumors nur teilweise oder nur vorübergehend ist und wenn es zu unerwartet günstigen Krankheitsverläufen kommt.

Nach dieser Definition müßten auch die zahlreichen Krankheitsverläufe als „ungewöhnlich" angesehen werden, von denen Patienten und Ärzte auf dem Kongreß der biologischen Krebsabwehr berichteten. Waren sie nun spontan oder zeigten biologische Therapien eine Wirkung? Denn viele dieser Patienten haben sich mit Mistel, Thymus oder anderen biologischen Heilverfahren behandeln lassen.

„Das Immunsystem gewinnt die Kontrolle über die Krankheit zurück", lautet ein Erklärungsversuch für Spontanheilungen. Aber was gibt den Anstoß dazu? Auffallend ist in den Berichten von Betroffenen, daß sie der Seele einen großen Einfluß zuschreiben:

Eine 35jährige Lehrerin hat versucht, durch „konsequent positives Denken" die Krankheit zu überwinden. Es gelang ihr nicht. Dann wandte sie sich der Simonton-Methode zu und stellte sich ihre Krebszellen als mordgierige Piranhas und die Abwehrzellen als Goldfischchen vor. Im Laufe der Zeit wurden ihre Goldfischchen immer wehrhafter, während die Piranhas wie gelähmt wirkten. Der Krebs bildete sich zurück.

Auch solche Krankengeschichten gibt es – Patienten, die „gar nichts Besonderes tun". Sie ignorieren ihre Krankheit, verdrängen sie, machen eine Reise oder fangen ein neues Leben auf einer griechischen Insel an.

Jeder Mensch hat eine andere Psyche, reagiert anders. Auch Verdrängen, Ablenken oder einfach alles scheinbar passiv an sich herankommen zu lassen, könnte ein individuell adäquates Rezept sein.

Weil Frauen ihren Gefühlen mehr vertrauen als Männer, sind ihre Chancen viel günstiger. Eine Studie aus dem amerikanischen Bethesda-Institut an klinisch „ausbehandelten" Patienten ergab, daß sechs von zehn Frauen, aber nur zwei von zehn Männern länger überlebten, als die Ärzte prognostiziert hatten.

Eines scheint im psychischen Bereich besonders wichtig – mit der Angst umgehen zu lernen. „Die bodenlose Angst", so sagen viele, sei das Schlimmste, „die Angst, die sich ins Denken einnistet und je nach Krankheitsverlauf dort hockenbleibt".

Häufig wird es schwer sein, klar zu entscheiden: Was war spontan, was war möglicherweise doch Folge einer Therapie? Oder war es die Selbstbemühung des Patienten?

Wer hat beispielsweise die Frau geheilt, deren Krankengeschichte Prof. Schuppli von der Hautklinik in Basel vorstellte?

Sie litt an einem Melanom, das in den ganzen Körper metastasiert war. Er mußte ihr eröffnen, daß es keine Therapie mehr gäbe. Ein halbes Jahr später stellte sie sich ihm wieder vor. Alle Metastasen waren weg, kein Anzeichen mehr für Krebs. Sie hatte sich von ihrem Hausarzt Mistelspritzen geben lassen.

Jeder Mensch hat eine andere Psyche und reagiert anders

Wer hat das bewirkt? War es doch die vorangegangene, als aussichtslos abgebrochene Chemotherapie? War es die Behandlung mit Mistel? Oder war es eine Spontanheilung?

Berichtet wurde über solche „Wunder" bei ausschließlich klinisch behandelten Patienten, ebenso bei solchen, die sich zusätzlich biologisch behandeln ließen. Einige stellten nur ihre Ernährung um oder versenkten sich in Meditationen. Andere haben ihre Krankheit verdrängt oder führen ihre „Heilung" auf Bachblüten oder Edelsteine zurück.

Warum sich bei den einen ungewöhnliche Erfolge einstellen, bei anderen trotz aller Bemühungen nicht, dafür gibt es noch keine rechte Erklärung. Aber es gibt Hinweise. Onkologen und Psychoonkologen, die sich mit Spontanremissionen beschäftigen, sehen in vielen Fällen einige Gemeinsamkeiten:

„Ich glaube, daß es wichtig ist, dem Patienten beizubringen, mit seinem Krebs zusammenzuleben, anstatt zu versuchen, auch die letzte Krebszelle radikal zu bekämpfen", sagt Dr. Basil Stoll vom St. Thomas-Hospital in London.

Der Kern zur Heilung liegt im Patienten

Dr. Christoph Hürny, der am Universitätsspital in Bern mit Krebspatienten eine Gesprächstherapie durchführt, sagt: „Also meine Erfahrung ist die: Es ist wichtig, daß wir als Ärzte unsere Patienten bei der Verarbeitung der Krankheit da unterstützen, wo sie ihre Stärken haben. Der Kern zur Heilung liegt im Patienten."

Dr. Beate Behrens, eine Hausärztin: „Entscheidend ist es, daß ein Arzt seinem Patienten immer die Hoffnung läßt: 'Sie schaffen es!' Verliert er die Hoffnung, schüttet der Körper Substanzen aus, die das Immunsystem schwächen".

„Wir müssen als Ärzte immer den ganzen Menschen im Auge behalten", erklärt Dr. G. Irmey, ärztlicher Direktor der Gesellschaft für Biologische Krebsabwehr. „Mit jedem Patienten muß ein individuelles Vorgehen abgestimmt werden, bei dem der Körper und die Seele berücksichtigt werden."

In den USA spürt schon seit Jahren Dr. Caryle Hirshberg den Gründen für Spontanheilungen nach. Ihre Befragung von vielen hundert Kranken ergaben in den Biographien der spontan geheilten Patienten deutliche   Übereinstimmungen. Ein allgemeingültiges Rezept will Dr. Hirshberg daraus nicht ableiten, aber doch nützliche Hinweise für eine bessere Bewältigung der Krankheit.

Als wesentliche Merkmale einer erfolgreichen Patienten-Strategie im Kampf gegen den Krebs hat sie herausgefunden:

- Die Patienten akzeptieren die Diagnose, nicht aber die Prognose. „Sie entschließen sich, weiterzuleben". Ein hohes Selbstwertgefühl und ein reiches Innenleben zeichnet sie aus.
- Die Patienten nehmen die Krankheit als eine Herausforderung an und übernehmen Mitverantwortung für die Therapie.
- Die Patienten stehen zu ihren Gefühlen. Ängste und Trauer werden nicht unterdrückt. Sie drücken ihre Emotionen aus. Das Überwinden der Angst nennen viele Patienten als einen wichtigen Schritt bei der Heilung.
- Die Patienten haben großen Rückhalt durch nahestehende Menschen. Ein Großteil war 30 oder mehr Jahre verheiratet.
- Viele Patienten nehmen während der Erkrankung ein neues Hobby auf. Auch spirituelle Faktoren, Glaube, Meditation und Gebete spielten für viele eine wichtige Rolle.

„Auf Grund meiner Untersuchungen", so Caryle Hirshberg, „kann ich sagen, daß jeder dieser Patienten im Verlaufe der Auseinandersetzung mit der Krankheit mit etwas in Berührung gekommen ist, was für ihn ganz wesentlich war und das ihm einen Zugang zu seinem innersten Wesen eröffnete". Durch den Zugang zum Kern ihrer Persönlichkeit haben sie dann Verhaltensweisen, Lebenseinstellungen und Praktiken entwickelt, die möglichst übereinstimmend mit ihrem inneren Selbst sind.

Streng wissenschaftlich erklären lassen sich ungewöhnliche Krankheitsverläufe noch nicht – jedenfalls nicht mit einem Patentrezept. Aber es spricht einiges dafür, daß sie sich fördern lassen. Vielleicht läßt sich sagen: Patienten, die sich ganzheitlich behandeln lassen und sich bewußt oder intuitiv mit der Erkrankung auseinandersetzen, erhöhen ihre Chance, eine Spontanheilung zu erleben.

Was belastet die Seele, was hilft ?

„Die Seele erschließt uns ungeahnte Kraftreserven und öffnet uns für Heilquellen, die weit über das bisher übliche Verständnis der Psychologie hinausgehen. Und wir können lernen, diese Kräfte bewußt in unsere Behandlung einzubeziehen". Mit diesen Worten ermuntert der amerikanische Psychoonkologe Dr. O. Carl Simonton Patienten und Ärzte, diese Heilkräfte zu nutzen. „Die Gefühle", so führte er aus, „beeinflussen die Gesundheit und Genesung von einer Krankheit, insbesondere Krebs, auf maßgebliche Weise. Die Gefühle sind eine starke und bestimmende Kraft im Immunsystem und anderen Heilungssystemen. Und da jeder seine Überzeugungen, Einstellungen und damit die Gefühle mental beeinflussen kann, kann er folglich auch die Genesung beeinflussen".

Die Gefühle sind eine starke und bestimmende Kraft im Immunsystem und anderen Heilungssystemen

Diese Erkenntnis nutzt Dr. Simonton für sein mentales Trainingsprogramm, die Visualisierung. Der Krebspatient wird angeleitet, sich in entspanntem Zustand vorzustellen, wie es in seinem Körper aussieht – hier die Abwehrzellen, da die Krebszellen. Dann soll er wie ein Feldherr die Abwehrbataillone gegen die feindlichen Tumorzellen leiten. Dr. Simonton: „Das Ergebnis ist eine größere Harmonie, eine bessere Lebensqualität und vielfach auch ein Weg zur Genesung".

Ein Patentrezept für die psychosoziale Krebsnachsorge gibt es sicher nicht. Dazu sind die Bedürfnisse der Betroffenen zu unterschiedlich. Was jeder für sich tun kann, muß er selbst herausfinden. Beherzigen sollte er, was die Hamburgerin Denise de Boer in ihrem Buch: „Die neue Lust am Leben" dazu sagt: „Wenn meine Seele meinen Körper krank machen kann, dann muß es mir durch einen sehr behutsamen und zärtlichen Umgang mit meiner Seele auch gelingen, die Kräfte zu mobilisieren, die mich wieder gesund machen".

Nachsorge – Nachbehandlung

„Wenn alle Möglichkeiten der Krebsabwehr richtig genutzt würden, könnten wir schon viel weiter sein", sagte Professor Dr. Otto Westphal, als er vor Jahren für das Heidelberger Forschungszentrum ein Überwärmungsgerät bestellte. Aber wie weit könnten wir sein? Und mit welchen Mitteln wäre das möglich?

In den Worten von Professor Westphal ist ein kritischer Unterton nicht zu überhören. „Wenn alle Möglichkeiten genutzt würden", heißt ja, daß noch nicht alle Möglichkeiten genutzt werden. Da hat sich bis heute wenig geändert. Die Kritik zielt in Richtung „Krebsnachsorge" – so wie sie weitgehend noch durchgeführt wird. Viele Kranke werden durch diesen Begriff in falscher Sicherheit gewiegt, glauben sie doch, daß nun nach der Operation alles für sie getan werde. Dabei beschränkt sich die Nachsorge oft nur auf die medizinische Beobachtung des Patienten, eventuell noch auf seine soziale und psychische Betreuung. Diese Bemühungen sind nicht zu unterschätzen – aber können, dürfen sie alles sein?

Sehen wir uns das nicht seltene Schicksal einer Frau mit Brustkrebs – es kann auch ein Mann mit Darmkrebs sein – als Beispiel an: In der Klinik ist sie operiert worden. Dann wird sie nach Hause entlassen, mit dem tröstenden und hoffnungsvollen Hinweis: „Wir haben alle bösartigen Zellen entfernt, Sie sind jetzt gesund." Sie wird gebeten, „rein vorsichtshalber" alle drei Monate zu einer Nachuntersuchung zu kommen; sie wird auf die Möglichkeit der Nachsorgekuren hingewiesen und darauf, daß sie nun einen Behindertenausweis beantragen kann. Wenn sie Glück hat, trifft sie auf eine sehr aktive Selbsthilfegruppe und erhält dort weitere wertvolle Ratschläge und Hilfestellungen. Nicht wenige Betroffene aber scheuen die Gruppe oder die Rehakliniken, in denen sie nur „Schicksalsgenossen" begegnen. Oder sie halten das alles nicht für nötig, weil der Arzt in der Klinik ja gesagt hat, sie seien seit der Entfernung des Tumors gesund.

Zu Hause lebt die Kranke dann weiter wie vorher. Zumindest versucht sie, so zu leben. Denn eine unterschwellige Angst bleibt noch lange ihr Begleiter. Pünktlich findet sie sich zu jeder Nachuntersuchung ein. Jedes negative Ergebnis (kein Befund für einen Rückfall) stärkt ihre Hoffnung und mindert die Angst. Schließlich glaubt sie, daß sie die schlimme Krankheit überwunden hat.

Nicht wenige Betroffene scheuen die Gruppe oder die Rehakliniken, in denen sie nur „Schicksalsgenossen" begegnen

Und dann kommt doch der Rückfall. In den Lymphknoten, in der Lunge oder in den Knochen werden Metastasen entdeckt. Nun beginnt wieder die Tortur der Therapien mit hochgiftigen Zytostatika oder erschöpfenden Bestrahlungen. Nun hört sie auch von Ärzten oder anderen Personen, daß die Chancen auf Heilung geringer geworden seien. Und jetzt werden für viele Kranke die biologisch denkenden und handelnden Ärzte zur letzten Hoffnung. Jetzt sollen Mistel, Thymus, Organseren und andere Mittel bewirken, was andere Therapien nicht geschafft haben.

Durch dieses Beispiel, das ähnlich für fast alle Krebserkrankungen zutrifft, soll niemand unnötig verängstigt werden. Es soll nur eindringlich auf die große Lücke im jetzigen Nachsorgeprogramm hinweisen: Zur Verhütung des Rückfalls wird wenig getan. Die Nachsorge beschränkt sich weitgehend darauf, die Bildung von Metastasen möglichst frühzeitig zu erkennen. Sie ist abwartend und passiv. Dabei müßte es das dringlichste Ziel sein, die Metastasen gar nicht erst entstehen zu lassen. „Die Nachsorge muß zur aktiven Nachbehandlung erweitert werden", fordern die Immuntherapeuten.

Die Nachsorge muß zur aktiven Nachbehandlung erweitert werden

Verhütung von Metastasen

Die Metastasenbildung ist leider noch immer das große Problem der Krebsmedizin. „Erst die Metastasenbildung macht die Geschwulsterkrankung zum bösartigen, weil unberechenbaren und nicht vorhersehbaren Krebsgeschehen", schrieb Professor Martin Nagel (München) in der Patientenzeitschrift „Signal". Die Metastasenbildung ist die eigentliche Herausforderung an die Medizin. Beim Brustkrebs treten Rückfälle im Durchschnitt 21,2 Monate nach der Erstbehandlung auf. Es hat keinen Sinn, dieses Problem zu verschweigen oder darum herum zu reden. Von der Gefahr, daß sich nach der Operation – so gut sie auch immer verlaufen sein mag – Metastasen bilden können, sollte gegenüber dem Kranken immer gesprochen werden. Gerade die Nachbehandlung erfordert den mündigen Patienten, einen, der die Zusammenhänge wenigstens in großen Zügen versteht, der mitreden und mitbeurteilen kann, und der aus Einsicht bereit ist, weitere Therapiemaßnahmen mitzumachen oder zu erdulden.

Der Heidelberger Anatomieprofessor und langjährige Präsident der Gesellschaft für Biologische Krebsabwehr, Dr. Albert Landsberger, spricht von „latenten Metastasen", auch als Mikrometastasen bezeichnet. Damit ist folgendes gemeint: Auch wenn ein Tumor relativ früh erkannt wird, haben sich häufig schon vor der Diagnose winzige Tochtergeschwülste abgesiedelt. Bei einem Tumor von etwa einem Zentimeter ist das bereits in 30 Prozent der Fälle geschehen. Bei zwei Zentimeter Tumordurchmesser ist das zu 50 Prozent der Fall. Diese Mikrometastasen sind klinisch nicht oder nur selten feststellbar. Bei der Diagnose und bei der Operation können ebenfalls Krebsabsiedlungen erfolgen. Kein Arzt kann seinem Patienten garantieren, daß noch keine Absiedlungen vorhanden sind. Er kann nur ein „wahrscheinliches" Urteil abgeben. „Die Bekämpfung der Metastasen muß daher sofort nach der Operation erfolgen", fordert Professor Landsberger.

Die Bekämpfung der Metastasen muß daher sofort nach der Operation erfolgen

Mit den herkömmlichen Mitteln der klinischen Medizin ist das nur beschränkt möglich. Operation, Bestrahlung oder Chemotherapie sind die schweren Geschütze für die akute Behandlung. Sie sind auch angezeigt, wenn sich bei der Erstbehandlung herausstellt, daß bereits Tochtergeschwülste vorhanden sind. Dann handelt es sich um ein „generalisiertes Tumorleiden", die Krankheit hat schon mehr als nur ein Organ erfaßt. In diesen Fällen sind die schweren Waffen angebracht, geht es doch darum, möglichst schnell viele Tumorzellen zu zerstören.

Alle Bemühungen zur Metastasenverhütung gehören zur „adjuvanten Therapie", also einer zusätzlichen, begleitenden Behandlung. In vielen Fällen muß sie auf Verdacht erfolgen. Im Einzelfall kann ja niemand sagen, ob sie wirklich nötig ist. Daher eignen sich dafür am besten Behandlungsmethoden, die den Patienten nicht durch schwere Nebenwirkungen belasten.

Die Metastasenprophylaxe ist daher nur beschränkt mit Strahlen und Zytostatika möglich. Neu aus der klinischen Forschung kommende Mittel wie die Zytokine oder Antikörper sind erst bei wenigen Tumorarten anwendbar. Gut gesichert sind dagegen die Erfolge mit einer Antihormontherapie.

Professor Sauter vom Institut für medizinische Onkologie der Universität Bern hält eine adjuvante Chemotherapie im Grunde nur bei den nicht organgebundenen Krebsen für sinnvoll. Zu bedenken gibt der Schweizer Onkologe, daß Teilerfolge nicht dazu berechtigen, nun Patienten auf Verdacht dieser aggressiven Therapie auszusetzen. „Nachteile der Therapie können nicht nur kurz-, mittel- und langfristige Nebenwirkungen sein, sondern auch die Gefahr, eine große Zahl von Patienten mit invasiven Maßnahmen zu behandeln, die einer solchen Behandlung gar nicht bedürfen."

Biologische Nachbehandlung

Ganzheitlich orientierte Ärzte sehen das Problem so: Die klinische Therapie hat meist nur den Tumor beseitigt. Die Ursachen der Krankheit aber wirken weiter. Gesunden können diejenigen, deren Organismus fähig ist, restliche Tumorzellen aus eigener Kraft zu zerstören und ihre Neubildung zu verhindern. In einer biologischen Nachbehandlung sehen sie die Chance dafür. Wie könnte nun eine Therapie zur Verhütung von Metastasen aussehen? Zusammenfassend sei hier noch einmal festgehalten:

Gesunden können diejenigen, deren Organismus fähig ist, restliche Tumorzellen aus eigener Kraft zu zerstören

- Krebs entsteht vorwiegend auf dem Boden einer chronischen Immunschwäche, die vor allem durch Veranlagung, das Alter, durch seelischen Streß und durch Stoffwechselstörungen (Tumormilieu) begünstigt wird.
- Ein gesundes Abwehrsystem ist in der Lage, Tumorzellen bis zu einer gewissen Anzahl aus eigener Kraft zu unterdrücken oder zu beseitigen.
- Ein geschwächtes Immunsystem kann durch biologische Mittel und Änderungen der Lebensweise so gestärkt werden, daß es wieder abwehrfähig wird.
- Die biologischen Mittel zur Abwehrstärkung haben kaum Nebenwirkungen, so daß sie auch vorbeugend und auf Verdacht eingesetzt werden können.

Das Nachsorgekonzept, wie es von der Gesellschaft für Biologische Krebsabwehr und der Deutschen Gesellschaft für Onkologie vertreten wird, will sich nicht mit dem „Abwarten" begnügen. Beide Gesellschaften fordern: „Keine Krebsoperation mehr ohne anschließende Stärkung des Immunsystems! Keine Chemo- oder Strahlentherapie ohne gleichzeitigen Immunschutz!"

Eine Immuntherapie sollte bei allen Tumorpatienten angewendet werden – auch wenn einige darunter sind, die ihrer vielleicht nicht bedürfen. Es kann ja im Einzelfall niemand wissen, ob nicht doch schon Mikrometastasen vorhanden sind. Außerdem muß bedacht werden, daß ein Tumor nur das äußere Zeichen einer inneren Krankheit ist. Gerade die beim Brustkrebs seltenen, aber doch vorkommenden „Spätmetastasen" sind wohl mit darauf zurückzuführen, daß die Erstbehandlung zwar den Tumor, nicht aber die Grundkrankheit beseitigt hat.

Bei einer biologisch orientierten Nachbehandlung unterscheidet man zwei Gruppen von Mitteln und Methoden:
Mittel, die direkt auf das Immunsystem einwirken.
Mittel, die langfristig jenes Krebsmilieu beseitigen, das zum Ausbruch der Krankheit führte.

Eine wirksame Nachbehandlung müßte eine Kombination beider Methoden sein. Leider geschieht das nicht immer. Manche Therapeuten begnügen sich mit der Immunstärkung, andere bevorzugen die langfristig wirkenden Mittel und einige setzen alles ein, was irgendwie wirken könnte. Auch viele Patienten meinen, mit der Immunstärkung sei es genug. Da einige Mittel von den Krankenkassen nicht ersetzt werden, ist das oft auch eine Kostenfrage. Ein wirksames, nicht zu kostspieliges Therapie-Modell ist das im Kapitel „Biologische Krebsabwehr" vorgestellte Konzept. Es kann jedem Betroffenen und jedem Therapeuten als Richtschnur dienen.

Das Immunsystem stärken

Die Nachbehandlung kann nicht nach einem festen Schema durchgeführt werden. Die Behandlung muß sich nach der Art und dem Stadium der Erkrankung richten. Aber aus den Erfahrungen von zahlreichen Immuntherapeuten sowie aus Studienergebnissen lassen sich einige Regeln für die Nachbehandlung herausfiltern. Zunächst gilt es, die Abwehr wieder auf ihre normale Höhe zu bringen:

1. Notwendig ist nach der Erstbehandlung eine Immunstärkung, die den Kranken möglichst schnell aus der Abwehrschwäche herausführt. Das ist mit Mistel- oder Thymuspräparaten möglich.
2. Verstärkt wird die Wirkung der Immunbehandlung durch die Einnahme von Vitaminen und Selen. Die sollen zumindest in den ersten Wochen in erhöhter Dosierung genommen werden

(siehe Vitamine). Dann kann auf eine mittelhohe Dosierung zurückgegangen werden.

3. Proteolytische Enzyme beschleunigen den Abbau von Tumorzellen und giftigen Auflösungsprodukten und unterstützen das Abwehrsystem (siehe Enzyme).

4. Zur schnelleren Regeneration des geschwächten Organismus kann eine Sauerstoff-Therapie beitragen. Dafür gibt es die Sauerstoff-Mehrschritt-Therapie nach Prof. von Ardenne oder die Ozon-Therapie (siehe Sauerstoff-Therapien).

5. Wenn nach der Operation eine Chemo- oder Strahlentherapie zur Bekämpfung von Metastasen durchgeführt wird, muß diese unbedingt durch eine Immuntherapie begleitet werden – mit Mitteln der Punkte 1 bis 3. Dadurch können die Nebenwirkungen erheblich gemildert werden, vor allem die Auswirkungen auf das Blutbild und das Abwehrsystem.

6. Bei Metastasen kann eine Hyperthermie die Wirksamkeit der Zytostatika oder Strahlen deutlich erhöhen. Auch eine Fiebertherapie fördert den Heilungsverlauf.

Diese Aufzählung enthält die wichtigsten Möglichkeiten zur Wiederherstellung und Festigung der Abwehrkräfte. Welche davon angewandt werden sollten oder ob weitere Therapien nötig sind, entscheidet der Therapeut.

Die Heilungskräfte fördern

Die Stärkung des Immunsystems ist der erste wichtige Schritt zur Genesung

Die Stärkung des Immunsystems ist der erste wichtige Schritt zur Genesung. Doch gleichzeitig gilt es auch, die Heilungskräfte insgesamt zu fördern. Das Immunsystem kann vor Rückfällen schützen, aber das allein reicht nicht aus, wenn nicht auch die Ursachen beseitigt werden, die zur Erkrankung beigetragen haben. Dieses „Langzeitprogramm" könnte so aussehen:

1. Die Immunstärkung wird weitergeführt. Es gibt keine Hinweise dafür, daß eins der Mittel in der Langzeitwirkung dem anderen überlegen ist. Da sie an verschiedenen Punkten des Immunsystems ansetzen, könnte es ratsam sein, die Mittel nach einer gewisser Zeit zu wechseln. In schweren Fällen können zwei der Mittel zu gleicher Zeit verabreicht werden. Wichtig sind die Pausen zwischen den Behandlungszyklen.

2. Die Ernährung sollte zur Vollwertkost werden. Sie ist ein wesentlicher Faktor, um die Heilung zu fördern. Jetzt braucht der Körper alle Vitalstoffe in optimaler Menge und Qualität. Nähere Hinweise finden Sie im Kapital „Ernährung".

3. Wenn Entzündungsherde an Zähnen, Mandeln oder in den Nebenhöhlen vorliegen, sollten sie beseitigt werden.

4. Je nach Schwere der vorausgegangenen Behandlungen mit Zellgiften oder Strahlen kann eine Darmsanierung angezeigt sein. Aus einer gesunden Darmflora schöpft das Immunsysten einen großen Teil seiner Kraft. Ihr Wiederaufbau läßt sich durch Milchzucker, Hefepräparate und milchsauere Lebensmittel fördern. Wenn es notwendig ist, kann der Therapeut eine Symbioselenkung durchführen, bei der die nützlichen Darmbakterien als Medikament zugeführt werden.

Aus einer gesunden Darmflora schöpft das Immunsysten einen großen Teil seiner Kraft

5. Wie lange Enzyme oder einzelne Mineralstoffe noch zusätzlich gegeben werden müssen, liegt in der Entscheidung des Therapeuten. Das gilt auch für andere biologische Aufbaumittel. An eine optimalen Versorgung mit Vitaminen und Spurenelementen muß jedoch weiterhin gedacht werden.

6. Eine Maßnahme, deren Wirksamkeit unterschiedlich beurteilt wird, wäre das Aufspüren von Erdstrahlen. Sind welche vorhanden, braucht oft nur das Bett umgestellt zu werden. Sogenannte „Abschirmeinrichtungen" sind wirkungslos.

7. Elektrische Geräte sollen aus der Nähe des Schlafplatzes entfernt oder von der Stromversorgung abgetrennt werden. Die elektromagnetischen Felder (Elektrosmog) können das Wohlbefinden stören.

8. Großen Einfluß auf die Gesundung hat eine ausgeglichene und stabile Psyche. Niemand sollte sich scheuen, die Hilfsangebote zu nutzen. Geeignet sind Gesprächskreise in Selbsthilfegruppen, Entspannungsübungen, meditative Techniken oder Kurse, in denen gemalt, getöpfert oder getanzt wird (Ergotherapie).

Wie lange Immuntherapie?

Wie lange eine Immuntherapie nötig ist, richtet sich nach den Befunden und dem Befinden des Patienten. Wenn es ihm gut geht und alle Untersuchungen keinen Hinweis für ein Wiederaufflammen der Krebskrankheit geben, kann man sich langsam aus der

Behandlung ausschleichen. Das sollte nach Ansicht der meisten Ärzte nicht vor Ablauf von drei Jahren nach der Erstbehandlung erfolgen. Andere Therapeuten raten zu einer fünfjährigen Dauer.

Auf keinen Fall sollte von heute auf morgen aufgehört werden. Ein zu plötzlicher Entzug der gewohnten Unterstützungsmaßnahmen könnte das Immunsystem schwächen. Am sichersten ist es, die Pausen zwischen der Anwendung von Immunmodulatoren wie Mistel oder Organpräparaten zu verlängern, bis hin zu einer kurmäßigen Anwendung von zweimal pro Jahr. Viele Ärzte lassen zur Beurteilung der Frage, was nötig ist oder ob aufgehört werden kann, einen Immuntest machen.

Eine einfache und kostengünstige Methode, die Abwehrstärke zu messen, ist der Hauttest „Immugnost". Mit einer Art Stempel werden zehn verschiedene Antigene oberflächlich in die Haut gedrückt. Auf diese körperfremden Antigene reagiert das Immunsystem. Um die Einstichstellen bilden sich mehr oder weniger große Rötungen oder Quaddeln. Aus der Reaktionen läßt sich abschätzen, wie aktiv und stark das Immunsystem ist.

Sehr viel genauere Hinweise liefert der Immunstatus, der in medizinischen Labors ermittelt werden kann. Dabei werden bis ins Detail hinein die vielen verschiedenen Abwehrzellen ausgezählt und ihre Aktivität gemessen. Auch das Verhältnis zueinander wird berücksichtigt. Wenn beispielsweise die Suppressorzellen überwiegen, also jene Immunzellen, die eine Abwehrreaktion bremsen oder unterdrücken, kann der Arzt Schlüsse für die Behandlung daraus ziehen. Der Immunstatus hilft dem Arzt bei der Entscheidung, ob eine Immuntherapie weitergeführt werden muß, ob sie abgewandelt werden muß oder ob sie beendet werden kann. Ein vollständiger Immunstatus ist relativ teuer. Bei der Verordnung oder der Kostenerstattung kann es Probleme geben.

Daneben bleibt es wichtig, das klinische Nachsorgeprogramm einzuhalten, vor allem die regelmäßigen Kontrolluntersuchungen. Die Klinik verfügt über gute Diagnosemethoden. Und auch für Metastasen gilt: Je früher sie entdeckt werden, desto besser sind die Behandlungschancen.

Zu den Nachsorgeuntersuchungen gehört als wichtigstes die gründliche Untersuchung durch den Arzt. Im Verdachtsfall wird dann entschieden, ob weitere Untersuchungsmethoden sinnvoll

Der Immunstatus hilft dem Arzt bei der Entscheidung, ob eine Immuntherapie weitergeführt werden muß, ob sie abgewandelt werden muß oder ob sie beendet werden kann

sind. Zusätzliche Diagnosen sind möglich durch Röntgenaufnahmen, Thermographie, Ultraschall und Endoskopie (Magen- oder Darmspiegelungen). Szintigramme können sehr früh Absiedlungen in Knochen aufspüren. Dabei wird radioaktives Material benutzt, das sich bevorzugt in den Tumoren ablagert und dann durch seine Strahlung verrät. Hinzugekommen ist die sehr aufschlußreiche Computer-Tomographie, jetzt noch verbessert als Kern-Spin-Tomographie. Es gibt kaum noch einen Winkel des Körpers, den der Arzt nicht begutachten könnte.

Es gibt kaum noch einen Winkel des Körpers, den der Arzt nicht begutachten könnte

Beim Einsatz dieser Diagnoseverfahren sind die Onkologen in den letzten Jahren zurückhaltender geworden. Es hat sich gezeigt, daß sie oft nur wenig Bedeutung für weitere Therapien haben.

Tumormarker

In immer breiterem Maße werden auch Tumormarker eingesetzt. Viele Geschwülste, selbst sehr kleine, sondern bestimmte Substanzen ab. Diese können durch Blut- oder Serumuntersuchungen gemessen werden. Beim CEA-Test beispielsweise wird ein Antigen gemessen, das nicht nur vom Tumor, sondern auch vom Embryo im Mutterleib vermehrt abgesondert wird, bei einer ganz normalen Schwangerschaft. Daher stammt auch der Name des Tests: Carcino-Embryonales Antigen. Ein gesunder Erwachsener hat davon immer etwa zwei Nanogram (ng) im Blutserum. Bei der Krebsnachsorge gelten Erhöhungen auf über fünf ng als verdächtig, auf über zehn ng als bedenklich. Allerdings kann auch beim Raucher der Wert so hoch sein, ohne daß Krebs vorliegt. Ebenso können Entzündungen den CEA-Test verfälschen.

Das ist die Schwachstelle fast aller Tumormarker, von denen es über zwei Dutzend gibt. Sie sprechen jeweils auf eine oder mehrere Krebsarten an. Bei fast allen aber gibt es viele Falschaussagen. Der Marker kann „falsch-positiv" sein, wenn er ein Krebsgeschehen anzeigt, das gar nicht existiert, er kann aber auch „falsch-negativ" sein, wenn er einen vorhandenen Tumor nicht anzeigt. Im ersten Fall werden viele Ängste und und belastende Nachuntersuchungen ausgelöst, im zweiten Fall wird eine Gesundheit vorgetäuscht, die nicht besteht. Die Falschaussagen können bis zu 30 oder 40 Prozent betragen. Die Marker eignen sich daher nur zur Therapiekontrolle, zur Feststellung, ob eine Behandlung den Tumor beseitigt hat oder nicht. Einigermaßen sichere Aussagen sind nur durch eine Verlaufskontrolle möglich. Ein einmaliger Anstieg besagt noch wenig. Erst wenn mehrere Messungen stetig ansteigende oder abfallende Werte zeigen, lassen sich daraus Schlüsse ziehen. Am zuverlässigsten ist noch der PSA-Test auf Prostatakrebs.

Immunschutz vor der Operation

Zum Schluß dieses Kapitels sei noch auf eine Entwicklung hingewiesen, durch die die Ergebnisse der Krebsbehandlung weiter verbessert werden könnten. Unter den Immuntherapeuten werden immer mehr Stimmen laut, die fordern, mit der Immunstärkung noch früher zu beginnen – nämlich bereits vor der klinischen Therapie, am Tage der ersten Verdachtsdiagnose. Der Ausgangspunkt für diese Überlegungen ist einleuchtend. Wir wissen, daß die Krebserkrankung wesentlich durch eine Schwäche des Immunsystems begünstigt wird. Wir wissen auch, daß das Immunsystem durch den psychischen Streß während der Untersuchungs- und Behandlungsphase sowie durch deren Belastungen weiter geschwächt wird. Wenn das so ist, so argumentieren diese Ärzte, warum den Kranken nicht schon vorher in seiner Abwehrfähigkeit aufbauen.

Die Behandlung würde weniger strapazieren und der Absiedlung von Tumorzellen würde besser vorgebeugt. Den Einwand, daß dadurch wertvolle Behandlungszeit verloren ginge, lassen diese Ärzte nicht gelten. Ein Tumor, der mehrere Jahre unentdeckt im Körper gewachsen ist, kann kaum zusätzlichen Schaden anrichten, wenn die Operation um drei oder vier Wochen verzögert wird.

Mistel oder Thymus erreichen ihre volle Wirksamkeit erst nach einigen Wochen

Das Immunsystem des Patienten aufzubauen geht nicht mit ein oder zwei Spritzen. Mistel oder Thymus erreichen ihre volle Wirksamkeit erst nach einigen Wochen. Drei bis vier Wochen dauert es auch, ehe die Speicher des Körpers mit den wichtigen Schutzvitaminen A, C und E sowie mit Selen aufgefüllt werden können. Auch für die Vorbereitung einer Tumorimpfung (ASI) wäre genügend Zeit gewonnen.

Gezeigt hat sich auch, daß jene Patienten einen nicht zu unterschätzenden Vorteil haben, die sich seelisch auf das einstellen können, was auf sie zukommt. Sie können sich vorher über die bevorstehenden Therapien informieren und beraten lassen. Untersuchungen von Psychologen zeigen, daß gut vorbereitete Patienten nicht

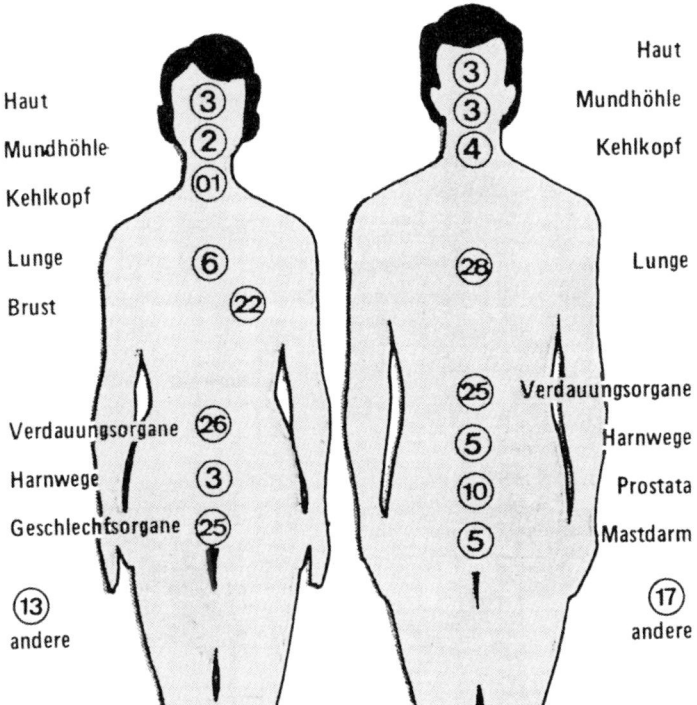

DIE HÄUFIGSTEN KREBSERKRANKUNGEN

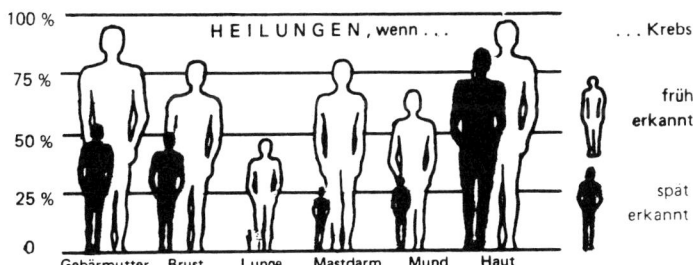

Abb. 6: Die häufigsten Krebserkrankungen und die Bedeutung der Früherkennung

Getrennt für Frauen (links) und Männer geben die Zahlen die Häufigkeit der verschiedenen Krebserkrankungen in Prozent an. In der unteren Zeichnung sind die Heilungschancen bei Früherkennung (hell) und bei späterer Diagnose (dunkel) angegeben.

nur weniger unter den Belastungen der Behandlung leiden, sondern auch danach viel besser mit ihrer Erkrankung fertig werden.

Früherkennung

Trotz mancher Fortschritte sind die Ergebnisse bei der Behandlung fortgeschrittener Krebsleiden oftmals noch unbefriedigend. Daher wird überall in der Welt nach Methoden zur besseren Früherkennung gesucht. Denn die bisher möglichen Untersuchungen zur Früherkennung haben zwei Nachteile: Sie sind nur bei wenigen Krebsarten möglich und effektiv, und sie sind in vielen Fällen nur eine „Spätdiagnose". Zu häufig haben die entdeckten Tumore schon vorher gestreut und damit den Keim für ein Fortbestehen der Erkrankung gelegt.

Bei den Tumorarten, die einer Früherkennung zugänglich sind, konnten die Heilungsraten beachtlich erhöht werden – auch wenn es wie beim **Brustkrebs** erst Teilerfolge sind. Zwar ist es möglich, durch Abtasten und Mammographie noch ein relativ frühes Stadium zu diagnostizieren, doch konnte die Gesamtsterblichkeit kaum beeinflußt werden. Ein Grund: Gerade Frauen über 45 Jahre, die am ehesten bedroht sind, kommen seltener als jüngere zur Vorsorge. Dabei ist es heute schon möglich, Geschwülste von nur einem halben Zentimeter aufzuspüren. Das wäre ein Stadium, in dem die Krankheit mit hoher Wahrscheinlichkeit geheilt werden kann

Beim **Zervix-Karzinom**, dem Krebs am Gebärmuttermund, hat sich die Früherkennung bisher am besten bewährt. Weil dieser Teil der Gebärmutter einer direkten Betrachtung zugänglich ist, können sogar Präkanzerosen erkannt werden, sogenannte Karzinome in situ, auch als Null-Stadium bezeichnet. Das macht eine schonende Behandlung möglich.

Darmkrebs läßt sich durch die Fahndung nach Blutspuren im Stuhl (Hämoccult-Test) ebenfalls sehr frühzeitig aufspüren. Ein Nachteil dieser Methode ist noch, daß der Test so fein reagiert, daß sehr viele „falsch-positive" Befunde herauskommen. Es werden auch harmlose Blutungsquellen aufgezeigt. Deshalb sind bei einem positiven Befund immer noch weitere, belastende Nachuntersuchungen nötig (Spiegelung, Röntgen). Das führt zu einer oft unnötigen physischen und psychischen Belastung beim Betroffenen. Der Nachteil sollte jedoch nicht überbewertet werden. Denn häufig sind

Gerade Frauen über 45 Jahre, die am ehesten bedroht sind, kommen seltener als jüngere zur Vorsorge

die aufgespürten nicht krebsigen Blutungsquellen behandlungsbedürftig.

Auch der **Hautkrebs**, bis hin zum gefürchteten Melanom, ist der Früherkennung und damit einer ausssichtsreichen Behandlung zugänglich. Wer auch nur geringe Veränderungen an Muttermalen bei sich entdeckt oder neu auftretende Male bemerkt, und wer dann ohne Zögern zum Arzt geht, kann mit fast hundertprozentiger Sicherheit auf Heilung rechnen.

Gleiches gilt für den seltenen **Hodenkrebs**. Er tritt bevorzugt im Alter von 20 bis 30 Jahren auf. Hier haben neue Behandlungsmethoden große Fortschritte gebracht. Da sich knotige Veränderungen an dem Hoden leicht tasten lassen, sollten junge Männer diese Selbstuntersuchung regelmäßig machen.

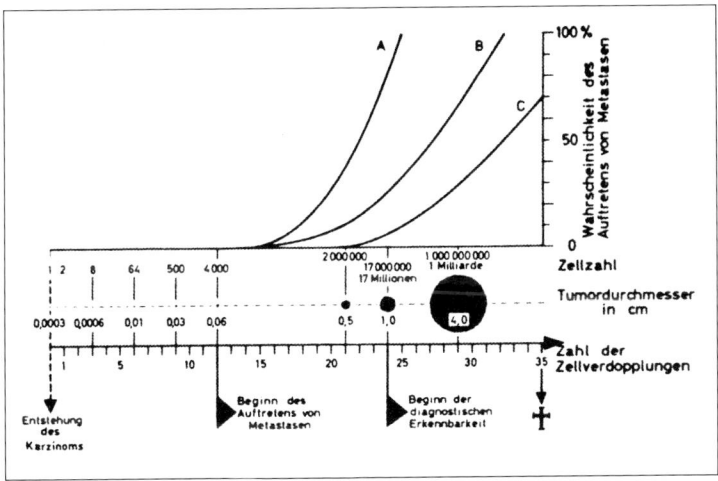

Abb. 7: So entwickelt sich Krebs
Diese Zeichnung macht deutlich, daß sich ein Tumor nur sehr langsam entwickelt. Erst nach etwa 24 Zellverdoppelungen hat die Geschwulst eine Größe von einem Zentimeter erreicht und wird erkennbar. Bei einer durchschnittlichen Verdoppelungszeit von 100 Tagen sind bis dahin rund sieben Jahre, meist aber mehr, vergangen. Die oberen Kurven zeigen den Beginn der Metastasierung an, A für Bronchialkrebs, B für Brustkrebs und C für Nierenkrebs. Die Tumorverdoppelungszeiten sind bei einigen Krebsarten erheblich länger, so bei Brust und Darmkrebs. Das Ziel einer wirksamen Therapie müßte es sein, die Geschwulst schon im Anfangsstadium, möglichst vor Beginn der Metastasenbildung zu erkennen und zu bekämpfen.
Aus: *Selecta*, 23. 2. 1981

Beim **Prostatakarzinom** spürt der tastende Finger des Arztes nicht alle verdächtigen Knoten auf. Ziemlich zuverlässig ist ein Test mit dem Tumormarker PSA. Hier entsteht ein anderes Problem: Soll man alle älteren Männer zu dem Test bewegen? Man muß ja davon ausgehen, daß etwa 80 Prozent der Männer ab 70 oder 75 Jahre krebsige Entartungen in der Prostata haben. Meist handelt es sich jedoch um einen „Haustierkrebs", eine nur langsam wachsende Geschwulst, die in den meisten Fällen die natürliche Lebenserwartung nicht beeinträchtigt. Die Frühdiagnose dieser Krebse würde die Betroffenen nur verängstigen. Auch eine radikale Behandlung (Operation, Bestrahlung) würde kaum einen Einfluß auf die Lebenserwartung haben.

Man muß davon ausgehen, daß etwa 80 Prozent der Männer ab 70 oder 75 Jahre krebsige Entartungen in der Prostata haben

Die Gesamtbilanz der bisher betriebenen Vorsorge ist zwar nicht so negativ, wie sie manchmal beurteilt wird. Sie hat aber noch viele Schwächen. Es ist bisher nur unzureichend gelungen, die besonders gefährdeten Bevölkerungsgruppen über 40 bis 50 Jahre zur Teilnahme zu motivieren. Und die technischen Untersuchungsmethoden sind für ein Massenscreening, für die Untersuchung breiter Bevölkerungskreise, zu aufwendig. Deshalb versucht man, durch die Vorsorgemaßnahmen vor allem Risikopatienten zu erfassen.

Mit der Krankheit leben – Hilfen für den Alltag

„Krebs ist der Preis dafür, daß wir älter werden als die Menschen im Mittelalter", wurde Prof. Bauer am Anfang dieses Buches zitiert. Doch nicht nur Krebs gehört zu den Leiden, die Millionen Menschen den Lebensabend vergällen oder ihn gar verkürzen. Mit einer Krankheit zu leben – mit ihr zurechtkommen, sich ihren Erfordernissen und Beschränkungen anpassen – ist für viele Menschen jenseits der Lebensmitte unausweichlich. Wer einen Herzinfarkt überstanden hat, darf nicht unbekümmert weiterleben wie vorher. Zuckerkranke haben eine um 30 Prozent verringerte Lebenserwartung, wenn sie sich nicht an strenge Regeln halten. Rheumatiker erfahren schmerzhaft, wie sie mit ihrer Krankheit umgehen müssen und wer unter Asthma leidet, erfährt oft täglich Beschränkungen seiner Lebensfreude.

Auch Krebs muß zu den chronisch verlaufenden Krankheiten gezählt werden, die oft erfolgreich behandelt, aber nicht immer geheilt werden kann. Mit der Krankheit zu leben, trifft für immer mehr Betroffene zu. In der Bundesrepublik leben etwa drei Millionen von ihnen in einem „Genesungsstadium". Sie brauchen immer mal wieder Behandlungen und können noch nicht sicher sein, die Krankheit ganz überwunden zu haben. Das scheinen oft Patienten zu sein, die ihre Krankheit auch als Anstoß begreifen, nun bewußter und aktiver zu leben. Auf Veranstaltungen von Selbsthilfegruppen oder der Gesellschaft für Biologische Krebsabwehr sieht man sie Jahr für Jahr wieder. Sie informieren sich, beherzigen die Ratschläge und leben mit ihrer Krankheit – auch nach zehn und mehr Jahren!

Mit der Krankheit zu leben, trifft für immer mehr Betroffene zu

Leider wird diese Eigeninitiative seitens der konventionellen Medizin (und den Krankenkassen) noch zu wenig gefördert. Während es für Herzkranke, Diabetiker, Rheumatiker und andere chronisch Kranke umfangreiche Angebote zur Gesundheitsschulung, zur Selbsthilfe und zur Lebensführung gibt, wird das bei Tumorkranken noch vernachlässigt. Mitunter hat man den Eindruck, daß solche Patienten, noch dazu fragende, fordernde, manchen Ärzten lästig sind.

Niemand sollte sich jedoch dadurch in seinem Bemühen beirren lassen, seinem Arzt auch ruhig mal lästig fallen und selbst aktiv seine Genesung unterstützen. Über die Möglichkeiten medizinischen Hilfen haben Sie in diesem Buch viel erfahren. Bei Ihnen liegt es nun, auch Ihre Lebensführung zu überdenken und Ihren Alltag entsprechend einzurichten. Aus dem Kapitel über die Ernährung und die Heilkräfte der Seele können Sie viele Hinweise entnehmen. Aber ein paar andere Tips und Ratschläge sind vielleicht noch hilfreich.

Positive Gedanken fördern

Für die psychische Wegbegleitung und zur Selbsthilfe hält der Psychologe Prof. Reinhard Tausch folgende Maßnahmen für besonders günstig:

- Regelmäßige Entspannung durch autogenes Training, Atem-Meditation, Muskelentspannung, sanftes Hatha-Yoga, leichtes Bewegungstraining.
- Erlernen psychologischer Formen der Schmerzbewältigung.

- Sammeln positiver Alltagserfahrungen durch soziale Kontakte, Hobbys, Naturerleben, Humor, Lesen.
- Suche nach Lebenssinn in philosophischen oder religiösen Vorstellungen.
- Ein Leben ganz ohne Ängste, Streß und Trauer gibt es nicht. Bedenklich wird es erst, wenn negative Gedanken die Oberhand gewinnen. Dagegen können Sie auch zu Hause manches tun.
- Informieren Sie sich. Unkenntnis ist die Ursache vieler Ängste. Wer weiß, was mit ihm geschieht und weshalb, fühlt sich seiner Krankheit nicht mehr so ausgeliefert.
- Sprechen Sie sich aus, verstricken Sie sich nicht in Selbstvorwürfe und Schuldgefühle. Lernen Sie, mit anderen über ihre Gefühle zu reden.
- Freuen Sie sich, suchen Sie jede Gelegenheit dazu, dann finden Sie sie auch! Lachen ist Medizin.
- Bleiben Sie aktiv. Körperliche Betätigung, z. B. Wandern, Gartenarbeit, Gymnastik oder Sport sind gute Mittel, seelischen Frust abzubauen. Geben Sie Ihre gewohnte Beschäftigung nicht ohne zwingenden Grund auf. Oder suchen Sie sich neue Betätigungen, die Ihnen Freude machen, Aufgaben stellen und Sie mit anderen Menschen zusammenbringen.
- Entspannen Sie sich. Schon ein viertel Stündchen pro Tag hilft. Ziehen Sie sich in eine ruhige Ecke zurück, meditieren Sie einfach vor sich hin, hören Sie schöne Musik und lesen Sie etwas, was sie gedanklich anregt.
- Lenken Sie sich ab, wenn trübe Gedanken Sie überfluten. Ein spontaner Ausflug, ein Kinobesuch, ein Einkauf – es gibt vieles, was auf andere Gedanken bringt.

Betätigung wie Wandern, Gartenarbeit, Gymnastik oder Sport sind gute Mittel, seelischen Frust abzubauen

Bewährte Entspannungsübungen

In fast allen größeren Orten werden Vorträge oder Kurse zur Lebens- und Krankheitsbewältigung angeboten. Bewährte Methoden sind:

Atemgymnastik: Richtiges und bewußtes Atmen ist der Anfang jeder Entspannung. Viele haben es verlernt. Üben Sie selbst wieder die Bauchatmung, bis sie zur Gewohnheit wird: Langsam einatmen (der Bauch wölbt sich vor) und befreit ausatmen. In Streßsituationen kann das schnell beruhigen – und es bringt mehr Sauerstoff ins Blut.

Autogenes Trainig: Wer diese Entspannungsübung beherscht, kann sie in fast jeder Situation anwenden. Durch Übungsformeln wie „meine Glieder sind ganz schwer" – „ich fühle mich warm durchströmt" – „mein Atem ist tief und gleichmäßig" kann eine tiefe körperliche Entspannung erreicht werden.

Künstlerische Therapie: Malen, Musizieren, Ausdruckstanz, Töpfern oder andere künstlerische Betätigungen sind bewährte Mittel, sich auszudrücken und sich von seelischen Nöten zu befreien. Anthroposophisch orientierte Ärzte, Selbsthilfgruppen, Volkshochschulen oder Ergotherapeuten bieten Möglichkeiten an.

Selbstbeeinflussung: Durch ständiges Selbsteinreden ist es möglich, sein Bewußtsein positiv zu beeinflussen. Sätze wie: „Mir geht es gut, morgen geht es mir noch besser" – „Ich will gesund werden" – „Ich brauche keine Angst zu haben" – setzen sich fest und beginnen ganz unbewußt zu wirken. Jeder gute Gedanke gibt Kraft!

Durch ständiges Selbsteinreden ist es möglich, sein Bewußtsein positiv zu beeinflussen

Simonton-Methode: Sie wurde von dem amerikanischen Arzt Dr. Simonton für Krebskranke entwickelt. Der Betroffene soll sich im Zustand tiefer Entspannung bildhaft vorstellen, wie sich seine Killer- und Freßzellen auf den Tumor stürzen. Solche mentalen Vorstellungen können tatsächlich die gewünschte Reaktion auslösen.

Yoga: Aus Indien stammt diese Konzentrations- und Meditationsübung, um Leib und Seele zu kontrollieren. Die schwierigen Übungen sind z. B. beim Hatha-Yoga so abgewandelt worden, daß auch behinderte Menschen sie ausführen können.

Meditation: Vielfältig und manchmal verwirrend ist das Angebot an Meditationsübungen. Allen gemeinsam ist, durch Konzentration nach innen, sinnende Betrachtung und Versenkung Abstand von den eigenen Bedrängnissen und vielleicht sogar eine neue Weltsicht zu gewinnen. Vorsicht scheint geboten, wenn allzu mystische oder ideologische Beeinflussung damit verbunden sind.

Gesprächs-Therapie: Eine hilfreiche Methode ist die Gesprächstherapie. Sie wird einzeln oder in Gruppen mit einem Psychologen oder Arzt durchgeführt. Sie soll den Betroffenen dazu anleiten, sich mit seiner Krankheit bewußt auseinanderzusetzen und sie anzunehmen.

Im Gespräch werden Ängste und Auswege artikuliert und diskutiert. So können auch unbewußte Zusammenhänge einsichtig gemacht werden. Die Gesprächstherapie kann helfen, besser mit seinen Ängsten umzugehen und mit ihnen zu leben.

Das tägliche Immuntraining

Für die gute Funktion unseres Immunsystems sind ständige sanfte Reize nötig. Der Arzt kann Schwächen medizinisch ausgleichen. Ebenso wichtig bleibt jedoch das tägliche „Immuntraining". Das läßt sich einfach und ohne großen Zeitaufwand in den Tagesablauf einfügen:

- Noch vor dem Frühstück sollten die guten Gefühle im Körper geweckt werden. Fünf bis zehn Minuten reichen zu einer Atem- und Lockerungsgymnastik am offenen Fenster.
- Vorher oder nachher erfrischen Sie Kreislauf und Haut mit Trockenbürsten und/oder warm-kalten Wechselduschen entweder den ganzen Körper oder zumindest Beine und Arme. Zum Abschluß immer kalt (oder kühl).

Zur täglichen Pflicht gehört Bewegung an der frischen Luft

- Zur täglichen Pflicht gehört Bewegung an der frischen Luft. An der Sporthochschule in Köln wurde es gemessen: Schon ein flotter Spaziergang von 20 Minuten macht Abwehrzellen mobil. Sport ist gut – aber nur in Maßen und leistungsgemäß. Er darf nicht zur Erschöpfung führen.
- Nach einer körperlichen Anstrengung immer eine Ruhepause einlegen. Der Wechsel von Belastung und Ruhe trainiert die körperliche Anpassungsfähigkeit.
- Belasten Sie Magen und Darm nicht unnötig. Ein opulentes Mahl mindert meßbar die Abwehrleistung.
- Der Tag soll entspannt ausklingen. Ein guter Schlaf erholt auch die Abwehrzellen. Schlafen Sie ausreichend, aber verschlafen Sie den Tag nicht.

Warnung vor „Wundermitteln"

Damit komme ich zu einem Problem, das den seriösen Krebstherapeuten sehr viel Sorge bereitet. In manchen Medien werden unkritisch neue „Heilmittel" angepriesen. Lassen Sie sich dadurch nicht verunsichern. Da gilt der Satz: Je größer die Schlagzeile, desto weniger ist meist an der Sache dran. Skepsis gilt vor allem, wenn in den Berichten von Therapeuten oder Herstellern Aussagen über

Heilungen gemacht werden, die niemand nachprüfen kann – bei denen man sich auf Dankesschreiben beruft oder auf Legenden irgendwelcher Naturvölker. Seriöse Therapeuten oder Hersteller von Arzneimitteln und Ergänzungsmitteln haben das nicht nötig.

Betroffene berichten – so wurde mir geholfen

Mehrmals sagten mir Leser: „Seit ich Ihr Buch gelesen habe, weiß ich erst, was ich versäumt habe." Was soll ich darauf antworten? Die Sorge, etwas versäumt zu haben, erst spät, vielleicht sogar sehr spät auf die Möglichkeiten einer wirksameren Behandlung hingewiesen worden zu sein, ist bestimmt niederdrückend.

Vielleicht hilft es ein wenig weiter, wenn ich hier eine Betroffene zitiere, die mir in einem Gespräch sagte: „Wenn man so krank ist, muß man die Worte „wenn" und „hätte" aus seinem Kopf streichen." Diese Gedanken tauchen bei allen chronisch Kranken auf, nicht nur bei denen, die Krebs haben: „Hätte ich doch das oder das unterlassen ... wenn ich doch nur auf den gehört hätte ...". Solche Überlegungen – vielleicht verbunden mit Selbstvorwürfen – führen zu nichts. Und wer weiß, ob es wirklich immer verpaßte Chancen waren? Wichtig scheint mir allein, sich auf die Zukunft zu konzentrieren und nicht möglichen Versäumnissen nachzutrauern. Es darf nicht heißen: „Hätte ich doch das getan ...". sondern: „Ab heute werde ich das tun"!

Auch in fortgeschrittenen Krankheitsstadien läßt sich viel erreichen, nicht selten sogar Entscheidendes. „Nicht aufgeben" gilt für viele Krankheiten, für Krebs aber besonders. Dafür möchte ich einige Beispiele geben von Kranken, die schlimm dran waren und die doch Hilfe und Heilung fanden. Diese Berichte können sicher vielen anderen Mut und Hoffnung geben:

„Nicht aufgeben" gilt für viele Krankheiten, für Krebs aber besonders

Auf die Gesundheit konzentrieren

Bei Georg J. (69) wurde im Jahre 1990 ein faustgroßes Karzinom am Mageneingang entdeckt, mit Metastasen in der Leber. Der Magen wurde entfernt, eine Chemotherapie schloß sich an. Dabei reifte sein „Entschluß, daß ich die weitere Behandlung selbst in die Hand nehme.

Die Energie, die ich vorher in meinem Beruf aufgebracht hatte, konzentrierte ich nun voll und ganz auf die Gesundung."

Dieses Ziel schien ihm nur mit der Naturheilkunde erreichbar. „Ich aktivierte meine Selbstheilungskräfte auf der Basis meines christlichen Glaubens. In einer Klinik für biologische Krebsbehandlung ließ ich mich mit Mistel- und Thymuspräparaten sowie Sauerstoff behandeln, stellte meine Ernährung nach der Lehre der Heiligen Hildegard von Bingen um und ergänzte sie durch Brot-Milchsäure-Produkte.

Mit der Simonton-Methode stärkte ich meine Psyche. Meinen Körper forderte ich durch immer größere Anstrengungen heraus, durch Wandern, Radfahren und Gartenarbeit. Kürzlich radelte Georg Jasper mit seiner Frau über 600 Kilometer kreuz und quer durch Ungarn. „Pro Tag schaffte ich 70 bis 100 km ohne Probleme".

Die Summe all dieser Maßnahmen führte schließlich zum Erfolg

Die Summe all dieser Maßnahmen, so ist sich Georg Jasper sicher, führte schließlich zum Erfolg. Heute gilt er als vollständig geheilt.

„Ich führe ein Leben von hoher Qualität. Für mich war die Krankheit eine Gnade, für die ich dankbar bin", bekennt er in seinem Buch „Zurück im Leben – mein Weg aus dem Krebs", Hildegard Forum Verlag, Bingen.

Richtig atmen und entspannen

Bei Gisela S. stellte ein Arzt 1984 Krebs an der Gebärmutter und den Eierstöcken fest. Der Totaloperation folgte eine Serie von Bestrahlungen. „Dabei ging es mir sehr schlecht", erinnert sich Frau S. „Ich konnte nichts mehr essen, kaum noch alleine gehen und mir war ständig übel. Nach sieben Bestrahlungen waren meine Blutkörperchen so stark reduziert, daß die Behandlung abgebrochen werden mußte, damit sich das Blutbild wieder normalisieren konnte".

Ihr Arzt empfahl ihr daraufhin, anstelle der Bestrahlung eine Chemotherapie zu versuchen.

„Da ich am Ende meiner Kräfte war, lehnte ich die aggressiven Therapien der Schulmedizin ab und setzte auf die biologische Medizin. Meinem Arzt sagte ich, daß ich die Verantwortung dafür übernehme, da es für mich nichts zu verlieren, sondern nur etwas zu gewinnen gebe. Es hieß, ich hätte vielleicht eine Überlebenschance von fünf Jahren. Das war mir aber gleich".

Von einem Arzt mit viel Erfahrung mit der biologischen Krebsabwehr ließ sich Frau S. einen Behandlungsplan erstellen, der unter anderem Mistelextrakte, Sauerstoff und Vitamine vorsah; ihre Ernährung stellte sie auf Vollwertkost um.

„Ins Krankenhaus bin ich seitdem nicht mehr gegangen", berichtet Frau S. Bei einem Gesundheitstraining über die „Aktivierung der Selbstheilungskräfte" nach Dr. Simonton lernte sie, über ihre Probleme zu sprechen, richtig zu atmen und sich zu entspannen.

Jetzt läßt sie noch regelmäßig Thymusbehandlungen und Lymphdrainagen machen, sie tanzt fürs Wohlbefinden und treibt Sport.

Seit nunmehr 14 Jahren sind alle Tumormarker in Ordnung. „Was wäre gewesen, wenn ich mein Leben nicht selbst in die Hand genommen hätte?", fragt sie sich oftmals.

Vitamine gaben neue Kraft

Im März 1987 wurde der Ärztin Dr. Lieselotte Frenzel (74) aus Erfurt in einer schwierigen Operation der mittlere linke Lungenlappen sowie der rechte Unterlappen entfernt. Auf beiden saß ein ausgedehntes Plattenepithel-Karzinom. Die Genesung nach dem Eingriff dauerte lange. Und immer blieb die Angst vor Metastasen.

Eine Kollegin riet der Patientin, sich zur Rückfallverhütung mit hochdosierten Vitaminen zu behandeln, insbesondere mit Vitamin A, C und E.

„Daraufhin hatte ich plötzlich das Gefühl einer Wende und Bremse in meinem Körper. Ich spürte neue Kräfte, Mut und Zuversicht kamen zurück. Der weitere Gesundungsprozeß verlief langsam; dennoch machte ich wieder Pläne und dachte nicht mehr täglich ans Sterben", beschreibt sie ihren Krankheitsverlauf.

Was war mit ihr geschehen? Hohe Dosen dieser Vitamine schützen vor den schädlichen Wirkungen sogenannter „freier Radikale", aggressiven Molekülverbindungen, die Krebs fördern können. Sie stärken das geschwächte Abwehrsystem. Darüber hinaus stoppt vor allem Vitamin A die Ausbreitung entarteter Zellen.

Aber auch auf ihren starken Lebenswillen und eine eiserne Disziplin beim Essen führt die Ärztin ihre Heilung zurück. Sie ißt seit der Erkrankung rein vegetarisch und verzichtet auf alle Genußmittel.

Nachuntersuchungen sind seit nunmehr zwölf Jahren ohne Befund geblieben. Was der Ärztin heute gesundheitlich zu schaffen

Hohe Dosen dieser Vitamine schützen vor den schädlichen Wirkungen sogenannter „freier Radikale"

macht, ist nicht der Krebs, sondern eine fortschreitende arthrotische Veränderung der Wirbelsäule und die Folgen eines Herzinfarkts.

Ihre Heilungsgeschichte beschrieb sie in dem Buch: „Den Tod überleben", Verlag neue Literatur, Plauen.

Optimismus läßt sich lernen

Der Hamburgerin Denise de Boer wird in Diskussionen nach Vorträgen oft vorgehalten: „Nicht jeder Mensch könne so positiv sein, es sei ja nicht jeder Mensch zum Optimisten geboren." In Ihrem Buch „Die neue Lust am Leben" beschreibt sie ihren Wandel zur Optimistin:

„Tatsache ist: Es gibt weder „geborene Optimisten" noch „geborene Pessimisten". Erst im Laufe unseres Lebens, beeinflußt durch die unterschiedlichsten Eindrücke, werden wir eher zu Optimisten oder Pessimisten, denken wir eher positiv oder negativ.

Positiv kommt vom lateinischen „positum" und das bedeutet nichts anderes als das „Tatsächliche"

Ich, die scheinbar geborene Optimistin, erkannte erst nach meiner Krebs-Erkrankung, daß meine von allen und vor allem von mir selbst so geschätzte Fähigkeit zu positivem Denken meist stark vom Sehen durch die rosarote Brille geprägt war. Nicht positiv, sondern eher positivistisch war mein Denken, bis ich schließlich an der Tatsache nicht mehr vorbeisehen konnte: Diese Krankheit kann mir das Leben nehmen. Erst eine Metastase in meinem Kopf ließ meine so tief verdrängten Ängste hochkommen vor der Gefahr, in der ich mich befand. Und seither stimmt es, wenn die Leute sagen, ich sei ein positiver Mensch, ein Optimist. Denn positiv kommt vom lateinischen „positum" und das bedeutet nichts anderes als das „Tatsächliche".

Sich dem zu stellen, was tatsächlich ist, und darüber nachzudenken, was dagegen getan werden kann, welche Kräfte ich in einer Krise aus mir heraus mobilisieren kann; welche Möglichkeiten mir von außen zum Überwinden der Krise zur Verfügung stehen: Das und nichts anderes bezeichne ich heute als positives Denken. Auf den Krebs bezogen heißt das: Sich erstens die Ängste vor dem Krebs bewußt zu machen und dadurch der Gefahr ins Auge sehen zu können, die diese Krankheit für jeden bedeutet. Sich zweitens gründlich zu informieren über die medizinischen Möglichkeiten der Behandlung von Krebs und sich kundig zu machen über die Methoden zur Aktivierung der Selbstheilungskräfte, über die jeder Mensch verfügt und die jeder zur Unterstützung der jeweiligen Therapie ganz gezielt einsetzen kann. Eine Mitbetroffene sagte mir mal:

„Als ich hörte, daß ich Krebs habe, war ich erst total am Boden. Aber so nach und nach hab ich mich wieder gerappelt und mir gesagt: Mädel, du hast schon vieles gepackt, und diesen Krebs, den packst du auch". Die Frau, die mir das sagte, war gerade zum zweiten mal geschieden, als sie im Alter von 42 Jahren an Magenkrebs erkrankte. Dreiviertel des Magens wurde bei der Operation entfernt. Inzwischen ist sie 68, ihre fünf Kinder haben alle „einen guten Beruf".

Optimisten sind keine Traumtänzer, sondern Realisten. Nach einer solchen Krebsoperation, bei der drei Viertel des Magens entfernt worden sind, wird ein Optimist froh darüber sein, „daß mir noch ein Viertel des Magens erhalten geblieben ist", während ein Pessimist vermutlich klagt: „Jetzt habe ich nur noch ein Viertel meines Magens". Ein an Krebs erkrankter Optimist freut sich darüber, „daß heutzutage immer mehr Menschen diese Krankheit überleben" und rechnet sich auf Grund dieser Tatsache selbst gute Chancen in seinem Kampf gegen den Krebs aus. Ein Pessimist wird dagegen darüber klagen, „daß immer noch so viele Menschen an dieser Krankheit sterben" – und gibt sich auf. Internationale Forschungen zeigen aber ganz klar: Wer optimistisch und sehr aktiv den Kampf gegen Krebs aufnimmt, der hat die besseren Chancen zum Überleben.

Optimisten sind keine Traumtänzer, sondern Realisten

Ich beherzige den Rat des englischen Psychologe Dr. Peter Lambley: „Lernen Sie, emotional zu sein". Lambley geht davon aus, daß positives Denken durch gezielte Lernprozesse auch jenen möglich wird, die bis dahin meistens „eher negativ" eingestellt waren. „Glücklich, traurig, erregt, deprimiert und ärgerlich zu sein" – all das seien ganz normale, gesunde menschliche Gefühlsregungen, die ein positiver Mensch nicht nur empfindet, sondern auch äußert. „Je emotionaler Sie sind", so Dr. Lambley, „desto besser sind Ihre Chancen."

Hoffnungsvoll nach vorn blicken

Im August 1994 wurde bei Carla L. (50) eine schon ziemlich große Geschwulst an der Gallenblase entdeckt und operiert. Sicherheitshalber wurde ein Teil der Leber mit entfernt.

Aus der Klinik entlassen wurde sie mit der Auskunft: „Mehr können wir nicht für Sie tun. Bestrahlung oder Chemotherapie bringen nichts." Ihr Internist meinte bedauernd: „Statistisch beträgt Ihre Lebenserwartung noch etwa ein halbes Jahr".

Frau L.: „Zuerst habe ich an einen dummen Scherz gedacht und geantwortet: 'Dann werde ich mal die Statistik auf den Kopf stellen'. Erst auf der Straße wurde mir bewußt, was der Arzt da gesagt hatte. Ich fiel wie aus allen Wolken und noch lange beherrschte mich der Gedanke: 'Das also soll's gewesen sein".

Wenn ihr Mann nicht eine andere Klinikärztin gekannt hätte, hätte der Internist vielleicht auch recht behalten. Diese Ärztin riet dringend zu einer biologischen Behandlung in einem biologischen Sanatorium. Drei Wochen lang ließ sich Frau Langner dort mit Thymus und anderen Naturheilmitteln behandeln. Ihr Hausarzt begann danach mit einer hoch dosierten Misteltherapie als Infusion.

„Das hat mich bald wieder auf die Beine gebracht", erzählt Frau L. Doch blieb es nicht ohne Rückfälle. Zweimal mußten befallene Lymphknoten operativ entfernt werden. Die biologischen Therapien wurden fortgesetzt.

Jetzt, nach über vier Jahren, ergab die letzte Untersuchung keinen Hinweis mehr auf die Erkrankung.

Ich habe gelernt, positiv zu denken und hoffnungsvoll nach vorne zu blicken

„So eine Erkrankung verändert einen selbst und alles im Leben doch sehr", bestätigt Frau L. die Erfahrungen vieler anderer Patienten. „Aber ich habe gelernt, positiv zu denken und hoffnungsvoll nach vorne zu blicken".

Über die Schulmediziner klagt sie: „Man bekommt von ihnen herzlich wenig Aufklärung und keinerlei Hinweise auf andere Therapien, die vielleicht helfen könnten. Die lassen einen völlig allein. Und wenn man ihnen über die guten Wirkungen biologischer Behandlungen berichtet, bekommt man als Antwort ein mitleidiges Lächeln. Dabei bin ich bestimmt nicht die einzige, der dadurch geholfen wurde."

Die Impfung brachte die Wende

Bei einer heute 73jährigen Patientin wurde 1988 Darmkrebs festgestellt, der bereits auf die Gebärmutter übergegriffen hatte. Das Tumorstadium von T3, N1, MX, G2 zeigte ein fortgeschrittenes Adenokarzinom an. Der Tumormarker war stark erhöht.

Operativ wurden Teile des Darms und die Gebärmutter entfernt. Die Nachbehandlung bestand aus einer adjuvanten Immuntherapie.

Es wurden verabreicht: 2mal pro Woche Thymuspeptide, 3mal pro Woche Mistellektine, Enzyme, Vitamine und Spurenelemente. Zusätzlich wurde eine Intervallbehandlung mit der Sauerstoff-Mehrschritt-Therapie (SMT) durchgeführt

Nach 23 Monaten kam es dennoch zum Auftreten von Lungenmetastasen im rechten und linken Lungenlappen. Diese konnten operativ entfernt werden. Die Immuntherapie wurde wie vorher fortgesetzt. Eineinhalb Jahre später, im März 1993 mußte jedoch wiederum eine Metastase im linken Oberlappen der Lunge operiert werden.

Aus den dabei entfernten Tumorzellen wurde diesmal in einem immunologischen Labor in Heidelberg ein Tumorimpfstoff hergestellt. Diesen Impfstoff bekam der Patientin im Abstand von 14 Tagen injiziert. Die anfangs begonnene Immuntherapie wurde weitergeführt.

Seit der Operation im März 1993 und der anschließenden Tumorimpfung ist die Patientin rezidivfrei, also ohne Rückfälle geblieben.

Nach Ansicht des behandelnden Arztes hat vor allem die Tumorimpfung zu dem Erfolg beigetragen. Die Immuntherapie hatte zwar zu einer Normalisierung und Steigerung der Abwehrkräfte geführt, konnte aber alleine das Auftreten von Metastasen nicht verhindern. Erst der Impfstoff scheint im Körper verbliebene Krebszellen für die Abwehrzellen erkennbar und angreifbar gemacht zu haben.

Der Impfstoff scheint im Körper verbliebene Krebszellen für die Abwehrzellen erkennbar und angreifbar gemacht zu haben

Ich wußte, ich werde gesund

Auf die engen Zusammenhänge zwischen Krebs, Immunsystem und Psyche weist Dr. H. Mastall hin. Er berichtet von einer jetzt 67jährigen Patientin, die im März 1991 an einem Gebärmutterkrebs erkrankte. Nach der Totaloperation wurden im März 1995 Metastasen in der Lunge festgestellt. Die Chemotherapie konnte das Tumorwachstum nicht stoppen. Der Frau wurde bedeutet, daß sie noch höchstens ein Jahr zu leben hätte.

Im August 1995 begann sie eine Immuntherapie mit Mistel, Thymus, Sauerstoff, Enzymen und Vitaminen. Im Februar 1996 zeigte das Röntgenbild eine tumorfreie Lunge. Auch ein Jahr später, im April 97, ergab eine Kontrolluntersuchung keinen Befund für ein Fortschreiten der Krankheit.

Brachte die Immuntherapie diesen Erfolg? Oder war es die innere Einstellung der Patientin? Sie schilderte es dem Arzt so: „Als ich das erste Mal zu Ihnen kam, haben Sie mir Hoffnung auf eine aussichtsreiche Behandlung gemacht. Als ich Ihre Praxis verließ, war eine Last von mir gefallen, und ich wußte, ich werde gesund".

Zitate von Patienten

Aus Gesprächsprotokollen mit „erfolgreichen Patienten", wie sie vor allem auch die Amerikanerin Caryle Hirshberg gesammelt hat, wird die Bedeutung der inneren Einstellung sehr deutlich:

- „Ich habe bis heute überlebt, jetzt werde ich es auch morgen schaffen".
- „Ich warte nicht auf glückliche Tage, ich genieße jeden Tag".
- „Das sagen mir die Ärzte, ich aber sage mir: nun laßt mich sehen, was ich tun kann".
- „Ich sende jedes Lächeln durch den ganzen Körper".
- „Wenn ich liebevoll umarmt werde, ist das ein Signal für die Abwehrzellen".
- „Ich habe die Hoffnung niemals aufgegeben, auch wenn sich nicht jede erfüllte".

Viele Wege führen zum Erfolg

Die hier geschilderten Krankengeschichten zeigen, daß noch viel zu erreichen ist, selbst wenn die biologische Zusatzbehandlung spät erfolgt. Jeder erfahrene Therapeut kann von ähnlichen, überzeugenden Behandlungserfolgen berichten. Darum: Vorzeitig resignieren sollte niemand! Noch aus einem anderen Grund habe ich diese Krankengeschichten in das Buch aufgenommen.

Es gibt auch in der biologischen Medizin mehrere Wege zum Erfolg

Es wird Ihnen beim Lesen aufgefallen sein, daß die Erfolge auf sehr verschiedenen Wegen erreicht wurden. Es gibt eben auch in der biologischen Medizin mehrere Wege zum Erfolg. Wer mit seinem Arzt und der durchgeführten Behandlung zufrieden ist, wer glaubt und spürt, daß sie ihm hilft, der sollte den Therapieplan nicht wechseln, nur weil gerade irgendwo oder von irgendwem eine andere Therapie propagiert wird.

Niemand sollte sich verunsichern lassen, wenn ein Arzt meint, das wirke ja alles doch nicht. „Wer das heute noch sagt, hat sich nur falsch ausgedrückt", antwortet Prof. Landsberger darauf; „richtig hätte er sagen müssen, „ich weiß nichts darüber".

Nochmals sei Prof. Landsberger zitiert: „Einen ausbehandelten Patienten darf es nicht geben. Die biologische Therapie ist eine medizinische, und sie ist eine menschliche Notwendigkeit."

Behandlung
der häufigsten Krebsarten

In dem folgenden Kapitel finden Sie einen Überblick über die konventionelle und biologische Behandlung von häufigen Krebserkrankungen. Die Angaben stützen sich auf allgemeine Leitlinien, wie sie von Krebsgesellschaften und Onkologen in Konsensgesprächen erarbeitet werden. Es sind generelle Behandlungsregeln. In Einzelfall kann es Gründe geben, vom üblichen Behandlungsschema abweichen.

Für die biologische Krebsbehandlung gilt im Prinzip, daß sie bei vielen Krebsarten in ähnlicher Weise durchgeführt wird, nach dem „Sofort"- und „Langzeit-Programm". Hier wird vor allem auf spezielle Maßnahmen hingewiesen.

Blasenkrebs

Karzinome der Harnblase sind die zweithäufigste Krebserkrankung der harnableitenden Organe. Meist treten sie oberflächlich an der inneren Blasenwand auf, als warzenähnliche oder zottige Wucherungen. Es besteht ein hohes örtliches Rückfallrisiko durch neue Wucherungen (Rezidive). Insgesamt ist die Prognose gut.

Ursachen, Risiken: Als Ursache werden vor allem ständige Reizungen der Blasenwand durch Gift- und Schadstoffe im Harn angesehen.

Anzeichen: Blut im Harn, Blasenentzündung.

Früherkennung: Nur in Einzelfällen möglich.

Diagnose: Blasenspiegelung durch ein Endoskop, ein in die Blase vorgeschobenes „Sehrohr".

Behandlung: Behandelt wird ebenfalls durch ein Endoskop. Die sichtbaren Tumoren werden vorsichtig abgetragen (resiziert).

Die hohe Rückfallhäufigkeit erklärt sich dadurch, daß nicht immer alles Turmorgewebe abgetragen werden kann, vor allem aber, weil neben den erkennbaren Tumoren oft schon weitere, noch unsichtbare Zellschädigungen an anderer Stelle vorliegen.

Eine Anwendung von Laserstrahlen und Lichtbehandlung bietet neuerdings bessere Chancen (Photodynamische Therapie). Durch einen natürlichen Farbstoff, der sich besonders in Tumorzellen anreichert, werden selbst kleinste Krebsnester unter Laserlicht sichtbar. Gleichzeitig können sie durch den Laserstrahl verschmort werden.

Um Rückfälle zu verhindern, werden Spülungen mit Zytostatika oder dem Tuberkulose-Impfstoff BCG gemacht – beides nicht ohne Nebenwirkungen. Verträglicher und ebenso wirksam sind Spülungen mit einem biologischen Extrakt aus der Napfschnecke („Immucothel").

Biologische Therapien: Die Rückfallgefahr läßt sich durch Einnahme hochdosierter Vitamine mindern. Amerikanische Ärzte erreichten das mit 40.000 I.E. Vitamin A, 2 Gramm Vitamin C, 400 mg Vitamin E, 100 mg Vitamin B 6 und 90 mg Zink. Außerdem ist es wichtig, die Harnausscheidung zu „entgiften". Darauf muß die Ernährung abgestellt werden. Reizstoffe wie Nikotin oder zuviel Kaffee sollen vermieden werden. Der Säuregrad des Urins (PH-Wert) soll die Norm nicht überschreiten. Das ist durch diätetische und medikamentöse Maßnahmen zu erreichen.

Vorbeugung: Allgemein gesunde Lebensweise, Blasenentzündungen (möglichst ohne viele Antibiotika) ausheilen, besonders viel trinken (über drei Liter pro Tag), bei Harndrang die Blase gleich entleeren.

Brustkrebs

Mammakarzinome sind die häufigste Tumorerkrankung bei Frauen. Ein Drittel der Patientinnen ist jünger als 50 Jahre.

Erhöhtes Risiko: Familiäre Veranlagung, Kinderlosigkeit, frühe erste Monatsblutung, fettreiche Ernährung.

Vorstufen (Präkanzerosen): Entzündungen, Verkalkungen. Zysten gelten als Krebsvorstufe, wenn sie mit Gewebsveränderungen verbunden sind.

Anzeichen: Tastbare Knoten (die meisten sind gutartig), Absonderungen aus oder Veränderungen an der Brustwarze (Einziehungen).

Früherkennung: Regelmäßiges Abtasten (Palpation) der Brust, Röntgenuntersuchung (Mammographie), zusätzlich evtl. Wärmeuntersuchung (Thermographie) und Ultraschall (Sonographie). Die Strahlenbelastung bei der Mammographie kann so gering gehalten werden, daß sie ab 45 Jahren regelmäßig zur Vorsorge empfohlen wird.

Sowohl das Abtasten wie die anderen Verfahren können nur Verdachtshinweise geben. Eine genaue Abklärung ist durch eine Gewebeentnahme (Feinnadelbiopsie) oder durch Schnellschnitte bei der Operation möglich.

Vorsorgeempfehlung: Abtasten der Brust (monatlich selbst, jährlich durch den Arzt), ab 35. Lebensjahr Anfertigen einer Basis-Mammographie für spätere Vergleiche. Ab 40 oder 45 Jahre wird alle zwei Jahre eine Mammographie empfohlen.

Behandlung: Wichtigste Maßnahme ist immer die Operation. Im Stadium I (kein Metastasenhinweis) bietet sie eine 90prozentige Heilungschance.

Die brusterhaltende Operation hat sich allgemein durchgesetzt. Sie ist bei Tumoren bis zu vier Zentimetern Durchmesser möglich. Im Anschluß daran wird eine Nachbestrahlung zur Verhütung von Rezidiven durchgeführt.

Untersucht wird immer, ob ein Befall der Lymphknoten vorliegt. Das hat für die weitere Behandlung Konsequenzen, ebenso die Feststellung der Hormonrezeptoren.

Bei Patientinnen mit positivem Hormonrezeptor kann eine Hormonbehandlung einen Rückfall verzögern, vor allem bei Frauen nach den Wechseljahren.

Bei befallenen Lymphknoten wird fast immer zu einer anschließenden Chemotherapie geraten. Auch Fernmetastasen werden mit Zytostatika behandelt.

Biologische Nachbehandlung: Schon vor, sonst sofort nach der Operation soll die Abwehrstärkung beginnen. Das soll auch dann geschehen, wenn nach der Operation keine Hinweise auf Mikrometastasen vorliegen. Geeignet sind Mistel, Thymuspräparate, Selen und Vitamine.

Bei Rückfällen können die biologischen Mittel die Nebenwirkungen aggressiver Behandlungen (Chemo, Strahlen) mildern und die weitere Ausbreitung der Metastasen bremsen.

Vorbeugung: Fettarm und vollwertig ernähren.

Darmkrebs

Darmkrebs ist bei Frauen und Männern die jeweils zweithäufigste Tumorerkrankung.

Erhöhtes Risiko: Familiäre Veranlagung, falsche Ernährung (zuviel Fett, zuwenig Ballaststoffe).

Vorstufen (Präkanzerosen): Als Vorläufer gelten Adenome (in der Regel gutartige, kleine Wucherungen der Schleimhaut), besonders auch Polypen, für die manchmal eine Veranlagung besteht.

Anzeichen: Keine spezifischen. Sichtbares Blut im Stuhl (schwarzer Stuhl), Durchfall oder Stuhlverhalten treten meist erst später auf.

Früherkennung: Suche nach verborgenem Blut durch den Haemoccult-Test. Stuhlproben werden auf einen Teststreifen aufgetragen, der sich durch occulte, sonst nicht sichtbare Blutspuren verfärbt. Wie alle Tests nicht völlig sicher.

Ab dem 45. Lebensjahr jährlich eine Untersuchung auf verborgenes Blut (Haemoccult-Test). Bei Risikopatienten (Polypen) alle 3 bis 5 Jahre eine Darmspiegelung, evtl. auch jährlich. Das Abtasten des Enddarms ist keine ausreichende Vorsorge.

Behandlung: Die erfolgreichste Behandlungsmethode ist die Operation. Bei früher Erkennung sind die Heilungsaussichten gut. In etwa 75 Prozent der Fälle kann die Operation ohne Anlegen eines künstlichen Darmausgangs durchgeführt werden.

Eine kurative Operation (Entfernung aller Tumorzellen) ist im Anfangsstadium „Dukes A" möglich, seltener im Stadium „Dukes B". Bei den Stadien Dukes B bis D hat der Tumor oft schon die Darmwand durchbrochen und Lymphknoten befallen oder es haben sich bereits Fernmetastasen gebildet. In diesen fortgeschrittenen Stadien wird zu einer Chemotherapie geraten. Sie wirkt nicht bei allen Patienten gleich gut.

Zur Metastasenverhütung im Stadium II (Dukes B) wird eine adjuvante Chemotherapie mit dem Immunmodulator Folsäure kombiniert. Gleiche Ergebnisse lassen sich mit einem Antikörper-Präparat (Panorex) erzielen.

Bei den häufig auftretenden Lebermetastasen kann die Hyperthermie die Wirksamkeit der Zytostatika verstärken. Einzelne und nicht zu große Metastasen in der Leber können vereist oder verschmort werden.

Speziell zur Verhütung von Lebermetastasen hat sich die an der

Universität in Köln entwickelte „Lektinblockade" bewährt. Vor, während und nach der Operation wird dem Patienten eine Zuckerlösung infundiert. Sie verhindert, daß sich gestreute Krebszellen in der Leber festsetzen.

Biologische Nachbehandlung: Studien zeigen, daß es möglich ist, mit Mistel oder Thymus die Rückfallhäufigkeit zu verringern. Sind Metastasen aufgetreten, können diese Mittel die Lebensqualität verbessern und zu Lebensverlängerungen führen. Die Immuntherapie schon vor, sonst sofort nach der Operation beginnen. Eventuell Darmsanierung.

Vorbeugung: Ernährungsumstellung auf Vollwerternährung mit ausreichend Ballaststoffen, Fleisch, Fett und Zucker einschränken.

Eierstockkrebs (Ovarialkarzinom)

Krebs an den Eierstöcken (Ovarien) tritt meist erst bei Frauen über 55 Jahre auf. Bei der Diagnose befindet sich das Leiden oft schon in einem fortgeschrittenen Stadium.

Ursachen, Risiken: Es werden hormonelle Fehlsteuerungen angenommen.

Anzeichen: Meist kommt es erst in fortgeschrittenen Stadien zu Beschwerden wie Druck- und Völlegefühl im Unterleib. Manchmal sind die Anschwellungen tastbar.

Früherkennung: Bisher nicht möglich.

Diagnose: Schwierig. Ultraschall oder Computertomographie geben nicht immer eine ausreichende Sicherheit. Notwendig wird dann ein direkter Einblick, also die operative Öffnung der Bauchdecke.

Behandlung: Wie bei allen Organkrebsen bietet die Operation die größte Aussicht auf einen Erfolg. Der Eingriff ist nicht radikal genug möglich, wenn die Geschwulst schon auf Nachbarorgane übergegriffen hat. Die Operation stellt hohe Anforderungen an den Chirurgen.

Da bei der Operation nicht immer alle Tumorgewebe oder bereits aufgetretene Metastasen entfernt werden können, wird häufig eine anschließende Chemotherapie durchgeführt. Bei Eierstockkrebs sind Zytostatika relativ gut wirksam. Verstärkt werden kann die Chemotherapie durch eine regionale Hyperthermie, auch bei späteren Rückfällen.

Biologische Behandlung: Als Zusatztherapie zur Bestrahlung und Chemotherapie sowie zur langfristigen Nachbehandlung kann eine biologische Behandlung die Lebensqualität und die Überlebenszeit verbessern. Mögliche Strahlenschäden im Unterleib lassen sich mildern.

Vorbeugung: Hormonsubstitution ab den Wechseljahren.

Gebärmutterkrebs (Endometrium)

Krebs an der Gebärmutter gehört zu den häufigsten Genitaltumoren. Unterschieden werden muß zwischen dem Zervixkarzinom (Gebärmutterhals) und dem Korpuskarzinom (Gebärmutterkörper). Während der Krebs am Gebärmutterhals einer Früherkennung sehr gut zugänglich ist und mit großem Erfolg behandelt werden kann, sieht es beim Korpuskarzinom weniger gut aus. Korpuskarzinome treten meist erst nach den Wechseljahren auf.

Ursachen: Als Auslöser, besonders beim Zervixkarzinom, werden Virusinfektionen diskutiert. In Verdacht stehen bestimmte Herpes- und Warzenviren.

Anzeichen: Verdächtig sind vor allem Unregelmäßigkeiten bei der Monatsblutung oder Ausfluß. Auch tropfenweiser Blutabgang sollte Anlaß für eine Untersuchung sein, besonders nach den Wechseljahren.

Früherkennung: Bei Gebärmutterhalskrebs hat sich die Früherkennung durch einen Zellabstrich gut bewährt. Selbst Vorstufen einer bösartigen Zellwucherung sind erkennbar, bevor sichtbare Anzeichen wie Blut oder Ausfluß auftreten. Da diese Krebsart schon in relativ jungen Jahren auftreten kann, sollten Früherkennungsmaßnahmen ab dem 25. Lebensjahr durchgeführt werden.

Bei Gebärmutterkrebs ist keine Früherkennung möglich. Tastbefunde oder Spiegelungen bringen keine sicheren Ergebnisse. Im Verdachtsfall wird eine Probeabrasio (Ausschabung) durchgeführt.

Behandlung: Beim Zervixkarzinom kann in sehr früh erkannten Fällen (Präkanzerosen, Karzinom in situ) abgewartet werden. Oft gibt es spontane Rückbildungen. Sonst konische Resektion. In fortgeschrittenen Fällen größere Operation.

Beim Gebärmutterkrebs muß meist radikal operiert werden, da er selten früh genug erkannt wird. Weil sich Metastasen häufig in die Eierstöcken absiedeln, werden meist auch diese entfernt, ebenso erreichbares Lymphgewebe.

Chemo- oder Strahlentherapie haben meist nur eine palliative Wirkung, eine Antihormonbehandlung kann versucht werden. Örtliche Rezidive oder Metastasen lassen sich mit Hyperthermie behandeln.

Biologische Behandlung: Bei rechtzeitig behandelten Zervixkarzinomen (Gebärmutterhals) ist sie nicht unbedingt nötig. Da jedoch eine Krebsneigung besteht, sollte eine allgemein gesunde Lebensführung eingehalten werden.

In fortgeschrittenen Fällen sowie beim Gebärmutterkrebs richtet sich eine biologische Nachbehandlung nach den Angaben im Sofort- und Langzeitprogramm.

Vorbeugung: Gute Intimhygiene; gründliche Behandlung von Infektionen mit Herpes-II-Viren und Feigwarzen. Eine Hormon-Substitution während und nach den kann Wechseljahren schützen.

Hautkrebs

Beim Hautkrebs, der stark zunimmt, müssen vor allem zwei Formen unterschieden werden: Das relativ harmlose Basaliom und das besonders bösartige Melanom.

Basaliome treten meist im Gesicht auf. Es sind sehr unterschiedlich wachsende Male (knotig, geschwürig, schuppend, in vielen Farbschattierungen). Die Zellvermehrung ist zwar bösartig, doch findet bis auf seltene Ausnahmen keine Ausstreuung und eine Metastasenbildung statt. Die Geschwülste können meist problemlos herausgeschnitten, vereist oder weggelasert werden.

Melanome dagegen sind bedrohlich. Diese Krebsart streut sehr früh. Die folgenden Ausführungen beziehen sich nur auf Melanome.

Ursachen: Starke Sonnenbestrahlung.

Risikofaktoren: Helle Haut, mehrmaliger Sonnenbrand, große braune Muttermale von Geburt an, sich neu bildende Leberflecken.

Anzeichen: Farbliche Veränderungen von Muttermalen, neue Muttermale. Als melanomverdächtig gelten Hautmale von mehr als fünf Millimeter Durchmesser; mit unregelmäßigen, ausgefransten Rändern; wenn sie sich über die Hautoberfläche erheben; wenn die Oberfläche unregelmäßig wird (knotig); wenn sie sich blauschwarz oder rötlich verfärben; wenn sie meßbar größer werden oder wenn sie jucken, schmerzen oder bluten.

Früherkennung: Regelmäßige Hautkontrolle, selbst oder durch einen Partner. Besonders Körperstellen, die der Sonne ausgesetzt sind (Nacken, Rücken, Brust, Beine und Gesicht) untersuchen. Bei Veränderungen immer den Hautarzt aufsuchen.

Behandlung: Bei frühzeitiger Operation beträgt die Heilungschance bis zu 90 Prozent. Das Melanom muß tief im Gesunden herausoperiert werden. War die Geschwulst nicht mehr auf die äußere Hautschicht begrenzt, muß mit Rückfällen (Metastasen) gerechnet werden. Diese können als neue Knoten äußerlich in der Haut auftreten, in den Lymphknoten aber auch innerlich. Oft sind weitere Operationen nötig. Viele Patienten müssen in den ersten Jahren mehrmals nachoperiert werden.

Zur Verhütung von Rückfällen und auch zur Bekämpfung von Metastasen wird die Behandlung mit Zytokinen erprobt (Interleukin, Interferon). In einigen Kliniken laufen Studien mit speziellen Impfverfahren. Bei Metastasen kann die Hyperthermie helfen. Eine Chemotherapie bringt nur kurzfristige Rückbildungen.

Biologische Nachbehandlung: Sie sollte sofort nach der ersten Operation beginnen, um die körpereigene Abwehr gegen möglicherweise ausgestreute Krebszellen zu aktivieren. Eine Studie mit Mistel ergab, daß die Rückfallhäufigkeit um 15 Prozent gesenkt werden kann. Zu überlegen ist eine Tumorimpfung vor der ersten oder weiteren Operationen. Sonst liegen wenig Erfahrungen für ein spezielles Behandlungsprogramm vor.

Vorbeugung: Zurückhaltung bei Sonnenbädern, ob mit natürlichem oder künstlichem Licht. Auf jeden Fall Sonnenbrand vermeiden.

Leberkrebs

Ein Krebsbefall der Leber ist meist auf Metastasen anderer Tumorerkrankungen zurückzuführen. Die Leber ist neben der Lunge eines der bevorzugten Absiedlungsorgane für Tochtergeschwülste. Primärer Leberkrebs ist relativ selten. Die Tendenz ist stark abnehmend, da es durch Impfungen gegen den Hepatis-B-Virus gelungen ist, die Hauptursache weitgehend auszuschalten.

Ursachen, Risiken: Bei primärem Leberkrebs außer der virusbedingten Leberentzündung keine bekannt.

Anzeichen: Meist nur uncharakteristische Oberbauchbeschwerden. Veränderte Leberwerte. Leberschwellung.

Früherkennung: Kaum möglich.

Behandlung: Eine Operation verspricht die besten Erfolge. Die Leber hat eine hohe Regenerationsfähigkeit. Der chirurgische Eingriff ist meist nur dann möglich, wenn eine Einzelgeschwulst vorliegt oder der Tumorbefall eng begrenzt ist. Eine Strahlentherapie bringt keinen Nutzen, die Erfolge mit einer Chemotherapie sind beschränkt. Auch die gezielte Durchspülung nur der Leber mit Zytostatika (regionale Chemotherapie) bringt nicht immer die erhofften Erfolge. Oft sind die Rückbildungen nur kurzfristig.

Leber-Metastasen: Solange Tochtergeschwülste einzeln auftreten und keine weiteren Absiedlungen in anderen Organen vorliegen, kann operiert werden. Andere Therapien richten sich nach der Art des Ursprungskrebs. Eine Lebermetastase nach Brustkrebs bleibt primär ein Brustkrebs. Da diese Tumorart besser auf Chemo- oder Hormonbehandlung anspricht, kann sie auch bei Metastasen nützlich sein. Dagegen sprechen Absiedlungen von Darm- oder Magenkrebs in der Leber nur beschränkt auf Zytostatika an.

Die Wirksamkeit einer Chemotherapie kann durch eine Hyperthermie verstärkt werden. In dieser Kombination sind langfristige Erfolge zu erreichen. Bis zu vier einzelne und nicht zu große Metastasen können durch Einführung von Hitzesonden verschmort werden. Auch die Vereisung einzelner Geschwülste ist möglich.

Biologische Therapien: Neben den Maßnahmen einer allgemeinen Abwehrstärkung muß vor allem versucht werden, die Leber in ihrer Widerstandskraft und Regenerationsfähigkeit zu stärken. Dazu gehören entgiftende Maßnahmen und eine schadstofffreie Kost. Naturheilärzte verfügen über einen reichen Erfahrungsschatz zur Behandlung von Leberschäden.

Vorbeugung: Vor primärem Leberkrebs Schutzimpfung gegen Hepatitis B. Bei anderen Organtumoren frühzeitige Immuntherapie zur Verhütung von Tochtergeschwülsten.

Lungenkrebs

Nach dem Darmkrebs ist Lungenkrebs die häufigste Tumorerkrankung. Weil er meist spät entdeckt wird, sind die Behandlungserfolge nur begrenzt. Wenn eine Operation möglich ist, bestehen relativ gute Heilungschancen.

Beim Bronchialkarzinom gibt es das verhältnismäßig langsam wachsende „nichtkleinzellige" Plattenepithel- und Adenokarzinom

und das schnell wachsende und deshalb besonders bösartige „kleinzellige" Lungenkarzinom.

Ursachen: Vor allem Rauchen und Luftverschmutzung.

Vorstufen, Risiko: Präkanzerosen sind schwierig und selten zu
diagnostizieren. Gefährdet sind Raucher und Arbeiter, die Industrie-
staub einatmen.

Anzeichen: Frühe, typische Anzeichen gibt es nicht. Reizhusten,
Dauerheiserkeit, blutiger Schleim, Schmerzen treten meist erst bei
fortgeschrittenen Stadien auf.

Früherkennung: Bei einfachen Röntgenuntersuchungen werden
Frühstadien selten entdeckt. Genauer sind Röntgenschichtaufnah-
men oder Computertomographien. Möglich ist die Untersuchung
des Sputums (Auswurf) auf Krebszellen. Abgesichert wird die Diagnose durch Spiegelung (Bronchoskopie), Lungenpunktion oder
Brustfellspiegelung. Erprobt werden Untersuchungen durch Endo-
skope, die mit Laserlicht arbeiten. Damit kann es gelingen, auch
kleine Geschwülste oder Präkanzerosen zu erkennen und zu behandeln (photodynamische Therapie).

Behandlung: Wenn irgend möglich muß operiert werden. Ist das
wegen der Größe oder der Lage des Tumors nicht möglich, können
oft noch palliative Therapien helfen.

Bei den nichtkleinzelligen, langsam wachsenden Tumoren kann
eine Strahlenbehandlung – oft kombiniert mit einer Chemotherapie
– eingesetzt werden. Sie kann den Tumor verkleinern und Beschwerden wie Atemnot mildern und verzögern.

Beim kleinzelligen Lungenkrebs wird die Chemotherapie bis hin
zur Hochdosis-Therapie eingesetzt. Es lassen sich deutliche
Lebensverlängerungen erzielen.

Die Hyperthermie kann bei beiden Tumorarten sowie auch bei Lungenmetastasen zusätzliche Erfolge bringen.

Biologische Behandlung: Mit Thymus und Sauerstoff lassen sich
die Erfolge der klinischen Behandlung stabilisieren, in Einzelfällen
führt das auch zu Lebensverlängerungen. Behandlungsstudien laufen mit einer Hochdosis-Therapie mit Vitamin A, kombiniert mit
einer Strahlenbehandlung (Strahlenklinik Janker in Bonn). Enzyme
und entschleimende Mittel wie Kräutertees aus Huflattich, Lungen-
kraut, Schachtelhalm lindern Beschwerden.

Vorbeugung: Nicht rauchen, jede Bronchitis gut ausheilen,

Schleimhautschutz mit Vitamin A bzw. Karotin und pflanzlichen Bioaktivatoren.

Magenkrebs

Trotz abnehmender Tendenz gehört der Magenkrebs noch zu den vier häufigsten Krebsarten. Diagnose und Therapie sind problematisch. Bei früher Diagnose liegen die Heilungschancen bei etwa 50 Prozent.

Ursachen: Angenommen werden Ernährungsfehler wie zuviel Geräuchertes, Gegrilltes und Alkohol. In starkem Verdacht steht das Magenbakterium Helicobacter pylori.

Vorstufen, Risiko: Häufige Magengeschwüre oder chronische Entzündungen (Gastritis) gelten als Risikofaktoren.

Anzeichen: Meist keine besonderen. Uncharakteristische Bauchbeschwerden sind selten ein Hinweis. Widerwillen gegen Fleisch kann ein Warnsignal sein.

Früherkennung: Möglich durch Magenspiegelungen (Gastroskopie), Röntgen ist unsicher.

Behandlung: Die Operation ist die aussichtsreichste Therapie. Bei ganz früher Erkennung ist es möglich, nur den erkrankten Magenteil zu entfernen. Oft muß der ganze Magen mitsamt den umliegenden Lymphknoten herausgetrennt werden, manchmal auch noch die Milz. Der Magen wird durch eine Dünndarmschlinge ersetzt. Die meisten Operierten können nach einer Umgewöhnungszeit gut damit leben.

Rückfälle (Metastasen) sind häufig, weil der Krebs nicht immer radikal genug entfernt werden kann oder schon vor der Operation gestreut hat. Die Chemotherapie bringt oft kurzfristige Besserung.

Biologische Nachbehandlung: Hochdosiertes Vitamin A, Vitamin C und Selen. Einige Therapeuten verabreichen Vitamin C in Mengen bis zu zehn Gramm täglich. Sonst Nachbehandlung mit Sofort- und Langzeitprogramm.

Vorbeugung: Vitamin C zu jeder Mahlzeit, um die Nitrosamin-Bildung zu reduzieren. Reizstoffe vermeiden, Streß abbauen, da der Magen häufig nervös reagiert.

Prostata-Krebs

Krebs der Prostata nimmt mit dem Alter ständig zu. Wird die Geschwulst früh erkannt, ist die Prognose günstig. Tritt der Krebs erst in höherem Alter auf (etwa ab dem 70. bis 75. Lebensjahr), wird er oft nicht mehr radikal behandelt, weil er so langsam wächst, daß die natürliche Lebenszeit nicht beeinträchtigt wird. In jüngeren Jahren muß behandelt werden.

Ursachen: Hormonelle Regulationsstörungen, fettreiches Essen.

Vorstufen, Risiken: Keine bekannt.

Anzeichen: Schwierigkeiten beim Wasserlassen wie schwacher Strahl, nächtlicher Urindrang, Nachträufeln. Schmerzen im Dammbereich. Diese Beschwerden treten aber auch bei der gutartigen Prostata- Wucherung, dem Adenom auf, das weitaus häufiger ist.

Früherkennung: Das Abtasten der Prostata durch den Enddarm erfühlt nicht alle Karzinome. Verläßlicher sind Ultraschall oder eine Biopsie (Gewebeprobe). Ziemlich sichere Hinweise gibt ein Test mit dem Tumormarker PSA.

Behandlung: Als Therapie der Wahl gilt die Operation. Bei Frühstadien (A) reicht sie oft aus. Bei dem Eingriff wird in den meisten Fällen die transurethrale Resektion angewendet: Durch die Harnröhre hindurch wird die Prostata abgetragen. Werden schon Absiedlungen in den umliegenden Lymphknoten befürchtet, muß – durch einen Bauchschnitt – die ganze Drüse mitsamt des lymphatischen Gewebes entfernt werden. Folgen des Eingriffs sind in vielen Fällen Impotenz und – seltener – Inkontinenz (Schließmuskelschwäche). Die Dauerergebnisse bei der Operation sind etwas besser als die einer Bestrahlung. Erprobt wird die Vereisung der Geschwulst (Uniklinik Mainz) oder deren Verschmorung durch Hitze.

Zur Festigung des Ergebnisses ist in vielen Fällen eine Hormonbehandlung nötig. Sie erfolgt mit gegengeschlechtlichen Hormonen (Anti-Androgenen oder Östrogenen); neuerdings auch mit Hormonblockern, die über die hormonellen Steuerzentralen im Gehirn wirken („Suprefact"). Zur Sicherheit wird oft zusätzlich eine Kastration durchgeführt, wobei zu bedenken ist, daß die Hormonbehandlung ebenfalls einer Kastration gleichkommt.

Biologische Behandlung: Zur Rückfall-Verhütung kann eine Tumorimpfung angebracht sein. Für die Nachsorge gilt: Den Fettverzehr stark einschränken, vor allem den von tierischen Fetten.

Viel gelb-rot-grüne Gemüse und Obst essen. Sojaprodukte und Tomaten sollen besonders krebshemmend wirken.

Sonst gilt das allgemeine Langzeit-Programm einer biologischen Nachbehandlung.

Vorbeugung: Keine spezielle Möglichkeit bekannt.

Leukämien und Lymphome

Unter den Krebserkrankungen nehmen die Leukämien und Lymphome (sogenannte Leukoblastosen) eine Sonderstellung ein. Bei ihnen handelt es sich um systemische Erkrankungen. Während solide Tumoren zunächst auf ein Organ beschränkt sind, sind die Leukoblastosen von Anfang an eine Erkrankung des ganzen Organismus, auch wenn sich manche zunächst regional bemerkbar machen. Bei beiden Krankheitsformen sind Zellen des Abwehrsystems betroffen, die Leukozyten und ihre Unterarten. Deshalb gelten für Immuntherapien andere Voraussetzungen als für die Behandlung von Organtumoren.

Leukämien

sind bösartige Erkrankungen des Blutes (Leukämie = weißes Blut). Aus bisher wenig bekannten Gründen entarten die blutbildenden Stammzellen des Knochenmarks, von denen die weißen Blutkörperchen gebildet werden. Diese Leukozyten, zu denen die Lymphozyten und die Granulozyten gehören, sind für die körpereigene Abwehr verantwortlich. Bei einer Leukämie reifen sie nicht vollständig aus, sie vermehren sich unkontrolliert und verdrängen die noch gesunden Leukozyten. Das kann plötzlich und massiv geschehen wie bei der **akuten Leukämie**, kann sich aber auch schleichend über einen langen Zeitraum entwickeln und zu einer **chronischen Leukämie** führen.

Nach dem Krankheitsbild werden hauptsächlich zwei Untergruppen unterschieden:

Die Chronisch Myeloische Leukämie (CML) geht vom Knochenmark (Myelon) aus. Die Zahl der weißen Blutkörperchen ist stark erhöht, Leber und Milz schwellen an.

Bei der **Chronisch Lymphatischen Leukämie (CLL)** ist vorwiegend das Lymphsystem befallen. Die Lymphozyten sind krankhaft vermehrt, Lymphknoten und Milz können anschwellen. Die CLL tritt oft erst in höherem Alter auf und macht manchmal kaum oder keine Beschwerden.

Die chronischen Formen der Leukämie verlaufen sehr unterschiedlich. Es kann lange Stillstandsphasen von bis zu 20 Jahren geben, die plötzlich durch akute Schübe unterbrochen werden, der sogenannten „Blastenkrise".

Behandlung: Die akuten Formen (AML und ALL) können klinisch erfolgreich behandelt werden. Das geschieht vorwiegend mit hochdosierter Chemotherapie, Bestrahlungen und Transplantationen von Knochenmark. Bei einer Sonderform der Erkrankung sind verlängerte Remissionszeiten mit einer Hochdosistherapie mit Vitamin A (Retinolpalmitat) belegt.

Bei den chronischen Formen richtet sich die Behandlung nach der Verlaufsform. Bei sehr langsamen Verlauf kann oft abgewartet und nur beobachtet werden. In anderen Fällen bremst eine leichte und verträgliche Chemotherapie das Fortschreiten. Bei schweren Schüben wird intensiv wie bei den akuten Formen behandelt.

Lymphome (s. Seite 168) sind Erkrankungen des lymphatischen Systems. Über die Ursachen der Zellschädigungen ist wenig bekannt. Die Erkrankungen zeigen große Unterschiede in der Erscheinungsform, in ihrer Bösartigkeit, im Beschwerdebild und im Krankheitsverlauf.

Häufige und erste Symptome sind Schwellungen von Lymphknoten, besonders in der Halsregion. Es treten Fieber und Nachtschweiß auf. Die Anfälligkeit für Infekte ist erhöht.

Es lassen sich zwei Krankheitsgruppen unterscheiden, die **Morbus-Hodgkin-Lymphome** und die **Non-Hodgkin-Lymphome**. Der Krankheitsname führt auf den englischen Arzt Hodgkin zurück, der die Krankheit zuerst beschrieb.

Morbus Hodgkin – Erkrankungen gehen von den Lymphknoten aus. Sie treten auch bei Kindern auf.

Die klinische Behandlung ist sehr erfolgreich. Standardtherapien sind Bestrahlungen und Chemotherapie. Es werden bis zu 80% langfristige Remissionen erreicht.

Als **Non-Hodgkin-Lymphome** gelten alle malignen Lymphome, die – wie der Name besagt – nicht zum Morbus Hodgkin gehören, weil sie etwas andere Eigenschaften haben. Sie sind dreimal häufiger als Morbus Hodgkin und treten vielfach im mittleren Erwachsenenalter auf.

In dieser Krankheitsgruppe gibt es sehr verschiedene Formen der Erkrankung, unter anderen das Brill-Symmers-Lymphom oder das Plasmozytom. Einige Formen gelten als wenig, andere als sehr bösartig. Die Zuordnung der Erkrankung zu einem bestimmten Typ ist manchmal schwierig.

Non-Hodgkin-Lymphome verlaufen nicht selten mit längeren Stillstandsphasen. Das ist je nach Krankheitstyp unterschiedlich. Ausgeprägt ist bei einigen Formen die Tendenz zur Generalisierung. Die zunächst regional, z. B. auf die Lymphknoten der Halsregion begrenzte Erkrankung, breitet sich in den ganzen Organismus aus.

Die Behandlung richtet sich weitgehend nach dem Typ und dem Ausbreitungsgrad der Erkrankung. In den noch regionalen Stadien I und II wird meist eine Strahlentherapie durchgeführt. Bei fortschreitender Generalisierung werden Zytostatika eingesetzt. Es können langfristige Remissionen (Stillstandsphasen) erreicht werden.

Bei weniger bösartigen Formen wird abwartend mit milderen Mitteln therapiert.

Biologische Zusatzbehandlungen sind bei Leukämien und Lymphomen nur eingeschränkt möglich. Klinische Therapien haben immer Vorrang. Besonders die akuten Formen sind eine Domäne der Tumorzentren.

Von einer Immuntherapie mit Mistel oder Organpräparaten (Thymus u.a.) muß bei der **CML** abgeraten werden. Der Grund hierfür: Bei der CML handelt es sich um eine Erkrankung, bei der Zellen des Abwehrsystems (Granulozyten und ihre Vorstufen) in besonderem Maße betroffen sind. Da sie sich bereits krankhaft vermehren, könnte eine Immunstimulation weitere unerwünschte Wachstumsimpulse auslösen und so den Krankheitsprozeß beschleunigen.

Durch klinische Studien abgesichert in ihrer Wirksamkeit ist bei der CML die Behandlung mit Interferon alpha 2, vor allem, wenn sie frühzeitig beginnt.

Bei der lymphatischen Form der Leukämie **CLL** kann eine sanfte Immunstimulation durch Mistel oder Organpräparate zu einer besseren Lebensqualität beitragen und möglicherweise den Krankheitsverlauf günstig beeinflussen. Bei der CLL handelt sich nicht um ein krankhaftes Wachstum der Leukozyten, sondern um eine

Störung bei ihrem Abbau. Normalerweise werden die Leukozyten vom Körper alle 8 bis 12 Tage durch neue ersetzt.

Für die **Hodgkin-Lymphome** gilt das gleiche wie für die CML. Eine Immunstimulation könnte den Krankheitsverlauf ungünstig beeinflussen.

Bei **Non-Hodgkin-Lymphomen** gibt es unterschiedliche Auffassungen über eine Immuntherapie. Während einige Mediziner aus den gleichen Gründen wie bei der CML davon abraten, halten andere sie zumindest bei den leichten, niedrig malignen Krankheitsverläufen für möglich, um die krankheitsfreien Intervalle zu verlängern. Über die Behandlung mit Thymuspräparaten liegen kleinere Studien vor. Misteltherapeuten können über günstig verlaufene Einzelfälle berichten. Angewandt wird auch die Fiebertherapie oder die Hyperthermie. Diese ergänzenden Behandlungen sind jedoch noch wenig abgesichert.

Möglich sind bei Leukämien und Lymphomen Behandlungen mit sogenannten Radikalenfängern, um die Nebenwirkungen einer Chemo- oder Strahlentherapie abzumildern. Zu diesen Mitteln gehören die Vitamine C und E, das Beta-Karotin und das Spurenelement Selen.

> **Grundsätzlich gilt: Je bösartiger die Krankheit verläuft, desto zurückhaltender sollen Mittel angewandt werden, die das Immunsystem stimulieren.**

Anhang

Mittel und Kosten

Für die Behandlungskosten mit den verschiedenen Mitteln und Methoden lassen sich nur annähernde Richtwerte angeben. Einige der Mittel müssen oder können verordnet und von den Krankenkassen erstattet werden, bei anderen ist das nicht möglich (siehe Kostenerstattung). In Fachkliniken für biologische Krebsnachbehandlung übernimmt die Kasse meist den üblichen Regelsatz. Einige Sanatorien und Kliniken haben keine Verträge mit den Krankenkassen. Klären Sie das vorher direkt mit der Klinik. Eine Liste der Nachbehandlungskliniken kann bei der Gesellschaft für Biologische Krebsabwehr angefordert werden.

Die angegebenen Kosten beziehen sich auf den Stand von 1998. Sie beziehen sich auf die reinen Medikamentenkosten.

Therapiekosten pro Jahr

Mistel:	normale Dosierung	erhöhte Dosierung
	500,- bis 1.000,-	1.000,- bis 2.000,-
Thymus	900,-	1.800,-
Factor AF 2	800,-	1.600,-
Polyerga	über 1.300,-	über 3.900,-
Ney-Tumorin	1.000,- bis 3.000,-	über 10.000,-
Enzyme	600,-	5.500,-
Selen	300,- bis 700,-	1.300,-

Bei einer kombinierten Sauerstoff-Thymus-Therapie entstehen für eine kurmäßige Anwendung Kosten von etwa 3.000,- DM. Bei mehrmaliger Wiederholung können sie sich bis DM 7.000,- im Jahr summieren. Die Sauerstoff-Behandlung kann von den gesetzlichen Kassen nicht erstattet werden.

Die Mittel und ihre Hersteller

Mistelpräparate auf anthroposophischer Basis:
Helixor®, Helixor-Heilmittel, 72344 Rosenfeld
Iscador®, Weleda, 73525 Schwäbisch-Gmünd
Iscucin®, Wala-Heilmittel, 73087 Bad Boll
Viscum-Abnoba®, Abnoba-Heilmittel, 75177 Pforzheim
Vysorel®, Novipharm, 75181 Pforzheim
Mistelpräparate auf wissenschaftlicher Basis:
Eurixor®, Biosyn-Arzneimittel, 70734 Fellbach
Lektinol®, Madaus, 51109 Köln

Wirksam sind nur die Injektionspräparate (Spritzen). Gewöhnlich werden die Extrakte alle zwei oder drei Tage injiziert. Die Spritzen werden subkutan (unter die Haut) gegeben. Viele Betroffene machen das selbst. Auch Infusionen (in die Venen geleitet) werden angewandt.

Mistelpräparate werden in der Regel von Kassen übernommen.

Thymuspräparate (apothekenpflichtige Ampullen):
Thymoject®, biosyn, 70374 Fellbach
Thymophysin®, CytoChemia, 79241 Ihringen
Thym-Uvocal®, Strathmann, 22459 Hamburg
Thymus-Wiedemann®, Wiedemann-Pharma, 82541 Ambach
Zellmedin Thymus 200®, Ecopharm, 81476 München

Spritzfertige Ampullen mit Thymusextrakten enthalten meist 2 ml Thymusextrakt mit einem unterschiedlichen Gehalt an einzelnen Thymuspeptiden. Für die Nachbehandlung werden 2mal wöchentlich 1 bis 2 Ampullen empfohlen; die Dosis kann erhöht werden.

Thymus-Präparate werden von den Kassen zögerlich ersetzt.

Thymus-Dragees gibt es frei in Apotheken.
Der Gesamtextrakt THX ist eine Spezialanfertigung für Therapeuten und nicht über Apotheken zu erwerben.

Organseren und Peptidpräparate

Zur dieser Gruppe von Organpräparate gehören Mittel, die aus unterschiedlichen Bestandteilen tierischer Zellen gewonnen und in unterschiedlichen Verfahren hergestellt werden.

Factor AF 2®, Biosyn-Arzneimittel, 70374 Fellbach
Injektionen oder Infusionen mit biotechnisch gewonnen Wirkstoffen aus Organzellen (Polypeptide, Glykolipide, Glykopeptide, Nukleotide) zur Immunstimulation und besseren Verträglichkeit von Chemo- und Strahlentherapie.
Polyerga®, Merz + Co, 60318 Frankfurt
Organauszüge (Glykopeptide) zur Injektion, zur zusätzlichen Tumortherapie, zur besseren Verträglichkeit anderer Therapien.
NEY-Tumorin®, vitOrgan-Arzneimittel, 73760 Ostfildern
Organlysate aus tierischem Gewebe (Plazenta, Thymus, und andere), zur Injektion, als Zusatz- und Nachbehandlung zur Abwehrstärkung und Tumorhemmung.

Organseren können verordnet und erstattet werden.

Enzyme

Bromelain®, Ursapharm, 66129 Saarbrücken-Bübingen
Enzym-Dragees-Wiedemann®, Wiedemann-Pharma, 82541 Münsing-Ambach
Wobe-Mugos®, Dragees, Klistier, Zäpfchen, Mucos-Pharma, 82538 Geretsried.
Wobenzym®, Mucos-Pharma
Proteolytische, eiweißspaltende Enzyme werden aus Pflanzen oder tierischen Organen gewonnen. Sie werden begleitend zur Krebsbehandlung eingesetzt.

Enzympräparate können verordnet und erstattet werden.

Selen

Selenase®, (zur Injektion, Trinkampullen),
biosyn-Arzneimittel, 70374 Stuttgart
Selit®, (Tabletten), G-N-Pharm, 70734 Fellbach
Seltrans®, (Trinkampullen), Fresenius, Oberursel

Das Spurenelement Selen wird als Antioxidans zur Verhinderung von Nebenwirkungen in der Tumortherapie und in der Nachbehandlung eingesetzt, meist in der Form von Natriumselenit.

Die Präparate können verordnet und erstattet werden.

Selenhefe gibt es als Nahrungsergänzungsmittel von verschiedenen Herstellern in Apotheken und Reformhäusern.

Kostenerstattung durch die Krankenkassen

Die meisten der in der komplementären Krebsmedizin verwendeten Mittel können von den Krankenkassen erstattet werden. Für die gesetzlichen Krankenkassen hat das Bundessozialgericht mit einem Urteil vom 16.9.1997 (AZ: 1 RK 28/95) grundsätzlich entschieden:

- Für die Kostenerstattung kann kein strenger Wirksamkeitsnachweis verlangt werden, wenn die Ursache der Krankheit weitgehend unerforscht ist (Das trifft für Krebserkrankungen zu).
- Die angewendete Therapie muß sich in der Praxis durchgesetzt haben und von einer nennenswerten Zahl von Ärzten angewendet werden (Das trifft für die meisten Therapien zu).
- Therapien, die vom Bundesausschuß der Ärzte und Krankenkassen negativ bewertet wurden, sind von der Erstattung ausgeschlossen.

In der Praxis bedeutet das:
Mistelpräparate gehören zur Phytotherapie, die vom Bundesausschuß als erstattungsfähig anerkannt sind. Da gibt es auch kaum Schwierigkeiten.
Organpräparate wie Thymus oder Peptidmittel sind vom Bundesausschuß bisher nicht bewertet worden. Sie können daher verordnet und erstattet werden, müssen es aber nicht. Die Erstattung wird von den Kassen unterschiedlich gehandhabt.

Vitamine, Selen oder **Zink** sind bei medizinischer Notwendigkeit verordnungs- und erstattungsfähig. Das gilt nicht für Zubereitungen, die als Nahrungsergänzungsmittel gehandelt werden.

Sauerstofftherapien gehören zu den vom Bundesausschuß negativ beurteilten Heilverfahren. Sie dürfen von den Kassen nicht erstattet werden.

Lehnt die Kasse die Erstattung eines erstattungsfähigen Mittels ab, kann dagegen Widerspruch eingelegt und gegebenenfalls geklagt werden. Oft läßt sich durch Verhandlungen mit der Kasse auf dem Kulanzweg etwas erreichen.

Die privaten Kassen erstatten etwas großzügiger – aber auch nicht immer.

Ein ausführliches Merkblatt zur Kostenerstattung mit den rechtlichen Grundlagen und Argumentationshilfen für Verhandlungen oder Widersprüche ist bei der Gesellschaft für Biologische Krebsabwehr erhältlich.

Hilfreiche Anschriften

Beratungs- und Informationsdienste:
Gesellschaft für Biologische Krebsabwehr,
Postfach 102549, 69015 Heidelberg,
zentraler Informationsdienst Tel. 06221/ 13 80 20

Regionale Beratungsstellen:
Berlin: 030/342 50 41
Cheminitz: 03722/983 18
Dresden: 0351/802 60 93
Hamburg: 040/640 46 27
Düsseldorf: 0211/24 12 19
Wiesbaden: 0611/37 61 98
München: 089/26 86 90

Krebsinformationsdienst (KID)
Heidelberg: 06221/41 01 21

Deutsche Krebshilfe
Bonn, Tel. 0228/729 90 95

Klinik für Tumorbiologie, Patienteninformation
Freiburg: 0761/206 18 14

Selbsthilfegruppen und Nachsorgedienste
Frauenselbsthilfe nach Krebs
Mannheim: 0621/244 34

Bundesverband der Kehlkopflosen
Gelsenkirchen: 0209/59 22 82

Deutsche Leukämie-Hilfe
Bonn: 0228/729 90 67

Arbeitskreis der Pankreatektomierten
Dormagen: 02133/423 29

Deutsche Schmerzhilfe
Hamburg: 040/46 56 46

Deutsche ILCO (Darmkrebs)
Freising: 08161/93 43 01

Fachgesellschaften mit Auskunft für Laien
Medizinische Enzym-Forschungs-Gesellschaft
Geretsried: 08171/4001

Gesellschaft Anthroposophischer Ärzte
Stuttgart: 0711/47 47 79

Ärztegesellschaft für Sauerstoff-Mehrschritt-Therapie
Hamburg: Tel. 040/765 57 54

Deutsche Gesellschaft für Hyperthermie
Düsseldorf: 0211/35 34 14

Verzeichnis medizinischer Fachausdrücke

Adjuvant
Begleitend, zusätzlich. Eine Therapie, die neben der Hauptbehandlung gegeben wird, oder anschließend als Nachbehandlung.

Antigen
Jede körperfremde Substanz, die das Immunsystem zur Bildung von Antikörpern anregt. Bei Autoimmunleiden können auch körpereigene Stoffe Antigen-Charakter annehmen. Es sind sozusagen die „Markierungen", mit denen sich der Fremdstoff (Viren, Bakterien) als fremd verrät.

Antikörper
Abwehrkörper, den das Immunsystem zur Markierung eingedrungener Antigene bildet. Gegen jedes Antigen (theoretisch gibt es viele Millionen) bildet der Körper einen spezifischen Antikörper. Die Abwehr funktioniert nach dem Schlüssel-Schloß-System: Ein Antikörper (Schlüssel), der genau zum Antigen (Schloß) paßt, blockiert dieses, macht es unwirksam oder für die Abwehrzellen kenntlich und angreifbar.

Benigne
Gutartig.

Biopsie
Die Entnahme von Gewebe zur weiteren Untersuchung, bei Tumorverdacht auf Krebszellen.

Carcinoma in situ
Frühestes Krebsstadium, die Zellentartung hat sich noch nicht in die Tiefe oder Breite des Gewebes ausgedehnt.

Chemotherapie
Grundsätzlich jede Therapie mit chemischen Substanzen. In der Krebstherapie speziell die Verabreichung von zellschädigenden Präparaten wie Zytostatika.

Disposition
Veranlagung zu einer Krankheit, meist angeboren.

Endoskopie
Untersuchung und Behandlung von Innenorganen des Körpers. Meist werden dazu dünne, biegsame Glasfasersonden benutzt, mit

einer Lichtquelle an der Spitze. Durch das Endoskop kann der Arzt das Innere des Organs betrachten und auch kleine Operationen vornehmen.

Exposition

Im medizinischen Sinne das Ausgesetztsein gegenüber krankmachenden Umweltfaktoren (Lärm, Streß, Erreger).

Exzision

Ausschneidung, die operative Entfernung kranker Gewebeteile oder Organe.

Gen

Bestandteil des Erbguts, zu Chromosomen aneinandergereiht. Einzelne oder mehrere Gene enthalten die Bauanleitung für Substanzen (Enzyme, Hormone, Antikörper u. a.), die von der Zelle oder vom Organismus benötigt werden.

Generalisiert

In der Onkologie eine Geschwulst, die sich durch Metastasen in den ganzen Körper hinein verbreitet hat. Generalisierte Tumorleiden liegen auch bei den Blut- oder lymphatischen Krebsarten vor.

Hormontherapie

Behandlung mit Hormonen, meist gegengeschlechtlichen. Dadurch soll der Einfluß, den körpereigene Hormone auf das Tumorwachstum ausüben, ausgeschaltet werden.

Immunsystem

Zusammenfassender Begriff für die körpereigenen Abwehrkräfte. Man unterscheidet im wesentlichen ein zelluläres (von Zelle, T-Lymphozyten) und ein humorales System (B-Lympozyten). Bei der Krebsabwehr kommt dem zellulären System die Hauptaufgabe zu. Zum humoralen System gehören besonders die Antikörper.

Immuntherapie

Zusammenfassender Begriff für alle Therapieformen, deren Ziel es ist, die Abwehrkräfte des Körpers zu verstärken, um sie in die Lage zu versetzen, mit Fremdstoffen (Viren, Bakterien, Krebszellen) aus eigener Kraft fertig zu werden. Medizinisch wird auch von Immunmodulation oder Immunstimulation gesprochen.

Invasiv

Invasives Tumorwachstum liegt vor, wenn die Geschwulst in angrenzendes Gewebe vorgestoßen ist, dieses infiltriert hat.

Kanzerogene

Alle Stoffe, die eine Zellentartung bewirken können. Sie können natürlichen und künstlichen Ursprungs sein. Es gibt Kanzerogene, die alleine Krebs auslösen können, aber auch solche (die meisten), die erst mit anderen zusammen kanzerogen werden.

Karzinom (Ca)

Krebsform, die sich in den Schleimhäuten (Deckschichten der Haut) des Körpers bildet, etwa in der Lunge, im Magen, im Darm, in der Gebärmutter usw. Die Karzinome sind die häufigsten Krebsarten.

Krebs

Eine bösartige Zellwucherung, gekennzeichnet durch unkontrolliertes Wachstum. Je nach Ursprungsort und Zelltyp werden über hundert Krebsarten unterschieden. Sie sprechen unterschiedlich auf die verschiedenen Therapieformen an.

Kurativ

Behandlung, die auf Heilung abzielt.

Leukämie

Krebs der blutbildenden Zellen, bei dem vor allem das Knochenmark, die Milz und die Lymphknoten betroffen sind. Kennzeichnend ist eine übermäßige Bildung von weißen Blutzellen (Leukozyten).

Lymphödem

Gewebeschwellung, die durch einen behinderten Abfluß der Lymphe entsteht, häufig nach Brustoperationen.

Lymphozyten

Die Abwehrzellen des Körpers. Die Lymphozyten werden im Knochenmark gebildet und von der Thymusdrüse (T-Lymphozyten) oder bestimmten Darmanhängseln (B-Lymphozyten) für die unterschiedlichen Aufgaben „geschult". Bisher sind über 20 Typen von Lymphozyten bekannt (Killerzellen, Helferzellen, Unterdrückerzellen u. a.). Bei der Krebsabwehr spielen sie eine entscheidende Rolle.

Malignom

Bösartige Geschwulst.

Maligne

Bösartig.

Mammographie

Röntgenuntersuchung des Brustgewebes. Die Strahlenbelastung kann so gering gehalten werden, daß die Untersuchung bei Frauen ab 40 ohne Gefahr regelmäßig wiederholt werden kann.

Mastektomie

Chirurgische Entfernung der krebskranken Brust. Bei der „radikalen Mastektomie" werden außer dem Drüsengewebe auch das darunterliegende Muskelgewebe sowie die Lymphknoten der Achselhöhle entfernt.

Melanom

Besonders bösartiger Hautkrebs, der sich aus vorhandenen Malen oder aus Neubildungen entwickeln kann. Kenntlich meist durch eine überstarke Pigmentierung der Haut, von dunkelbraun bis schwarz.

Metastasen

Absiedlungen von Krebszellen von einer Primärgeschwulst in andere Körperregionen. Das geschieht über die Blut- oder Lymphbahnen. Viele Krebsarten streuen schon in sehr frühen Stadien Zellen aus.

Neoplasma

Bösartige Neubildung, anderer Begriff für Krebs oder Malignom.

Onkogen

Bezeichnung für Gene, die direkt oder indirekt an der Tumorentstehung beteiligt sind.

Onkologie

Medizinischer Fachbereich, der sich mit der Erforschung und Therapie von Krebs befaßt.

Onkovirus

Viren oder Genteile von Viren, die in der Lage sind, eine Zellentartung auszulösen, dazu gehören vor allem Herpes- und Warzenviren.

Palliativ

Behandlung, die in einem unheilbaren Stadium zur Linderung von Beschwerden und zur Lebensverlängerung durchgeführt wird.

Palpation

Untersuchung durch Abtasten.

Prä-Kanzerose

Krankhafte Veränderungen am Gewebe, die zu Krebs führen können, aber nicht müssen. Dazu gehören z. B. Darmpolypen, bestimmte Hautmale, entzündliche Zellveränderungen (Dysplasien).

Primärtumor
Bezeichnung für den zuerst aufgetretenen Tumor.

Prognose
Voraussage über den Verlauf einer Krankheit und die Heilungschancen.

Radiologie
Medizinische Fachrichtung, in der man sich mit der Diagnose oder der Therapie mit radioaktiven Strahlen befaßt.

Regression
Rückbildungsphase eines Tumors. Ein Tumor befindet „sich in Regression", solange er sich zurückbildet.

Remission
Die erreichte Rückbildung eines Tumors. Das kann vollständig oder teilweise sein, Remissionsdauer bezeichnet die Zeit, die diese Rückbildung anhält.

Rezidiv
Von einem Rezidiv wird gesprochen, wenn der Primärtumor oder die Metastasen nach der Behandlung oder nach nur kurzfristiger Remission wieder zu wuchern beginnen.

Sarkom
Krebsart, die sich in Bindegewebe, Muskeln, Knochen oder Knorpel bildet.

Stadium
Die Ausbreitung des Tumors wird weitgehend nach dem TNM-System beschrieben. Dabei werden die Größe des Tumors (T), der Befall von nahen Lymphknoten (N) und das Vorhandensein von Fernmetastasen (M) berücksichtigt.
Dabei bedeutet: T0 bis T4: Tumorgröße von „nicht nachweisbar" bis „Überschreiten der Grenzen des Ursprungsorgans".
N0 bis N3: „Lymphknotenbefall nicht nachweisbar" bis „Lymphknotenbefall mit Ausbreitung in die Umgebung".
M0 bis M1: „Fernmetastasen nicht nachweisbar" bis „Fernmetastasen vorhanden". Ein Stadium T1 N0 M0 bedeutet also ein relativ früh entdecktes Tumorleiden, das noch keine Metastasen gebildet hat, zumindest keine feststellbaren. Bei T3 N2 M1 liegt ein fortgeschrittenes, generalisiertes Leiden vor.

Strahlentherapie
Die Behandlung mit radioaktiven Strahlen. Die Strahlen schädigen oder zerstören Krebszellen, aber auch gesundes Gewebe.

Szintigraphie
Untersuchung mit radioaktiven Stoffen. In der Krebsbehandlung dient sie vor allem dem Aufspüren von Knochentumoren, in denen sich die schwach radioaktiven Substanzen ablagern und gemessen werden.

Thermographie
Untersuchungsmethode, die die unterschiedliche Wärmeabstrahlung gesunder und kranker Gewebe mißt. Sie ist nur bei hautnahen Tumoren möglich.

Tomographie
Optische Darstellung innerer Körperregionen durch Röntgenstrahlen oder andere Verfahren. Bei der Computer-Tomographie werden Röntgenstrahlen angewandt. Der Computer steuert eine „scheibchenweise" Aufnahme von allen Seiten. Bei der neuen Kern-Spin-Tomographie werden elektromagnetische Eigenschaften bestimmter Atome ausgewertet. Sie liefert die bisher deutlichsten Darstellungen aus dem Körper, ohne zu belasten.

Tumor
Jede Geschwulst, unabhängig davon, ob sie bösartig (maligne) oder gutartig (benigne) ist.

Tumormilieu
Eine Stoffwechsellage im Körper, die das Entstehen von Krebs fördert. Der Begriff ist nicht streng wissenschaftlich.

Zytologische Untersuchung
Prüfung einer Gewebeprobe auf das Vorhandensein bösartiger Zellen.

Zytostatika
Arzneistoffe zur Krebsbekämpfung. Sie blockieren meist ganz oder teilweise die Teilungsfähigkeit von Zellen oder hemmen ihr Wachstum. Da sie das sowohl bei bösartigen wie bei gesunden Zellen tun, ist die Anwendung mit erheblichen Nebenwirkungen belastet.

Literatur

Allgemeine Krebsliteratur

Beyersdorff, D.: Ganzheitliche Krebsbehandlung, 2. Auflage, TRIAS, 1999

Hager, D.: Komplementäre Onkologie, Verlag Forum-Medizin 1996

Hobohm: Selbsthilfe bei Krebs, Karl F. Haug, Heidelberg, 1998

Moss, Ralph: Fragwürdige Chemotherapie, Karl F. Haug, Heidelberg, 1997

Wüstel, J.-M.: Krebs natürlich mitbehandeln, Gräfe und Unzer, 1997

Zur Linden, V.: Krebs – Impuls für neues Leben, Karl F. Haug, Heidelberg,1994

Ernährung

Anemüller, H.: Vollwerternährung – aber richtig, TRIAS, 1991

Biesalski, H. K.: Vitamine, aktiver Gesundheitsschutz, TRIAS, 1996

Dittrich K., Leitzmann C.: Bioaktive Substanzen, TRIAS, 1996

Körber, K., Leitzmann C.: Vollwerternährung, Karl F. Haug, Heidelberg, 1994

Kretschmer-Dehnhardt, L.: Die Ernährung bei Krebs, 12. Aufl., Karl F. Haug, Heidelberg, 1997

Psyche und Krebs

Simonton, O.C.: Wieder gesund werden, Rowohlt Auf dem Wege der Besserung, Rowohlt, 1995

Tausch, R.: Lebensschritte, Umgang mit belastenden Gefühlen, Rowohlt.

Verres, R.: Die Kunst zu leben – Krebsrisiko und Psyche, Piper, 1994.

Friebel, V.: Gelassenheit und Ruhe, Entspannungsübungen für den Alltag, TRIAS, 1994

Zeitschrift

Signal. Leben mit Krebs, Karl F. Haug, Heidelberg

Index

G

H

I

K

L

M

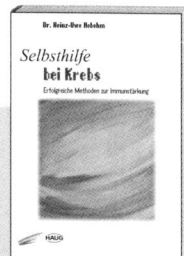
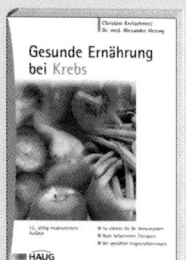
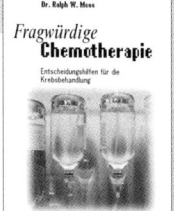
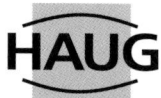

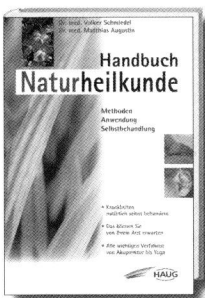
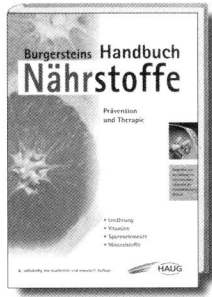
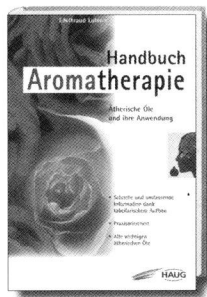
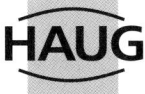

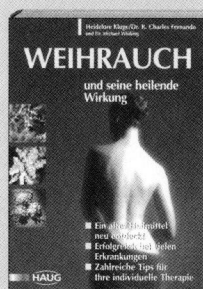
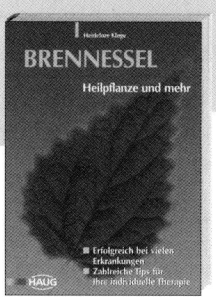
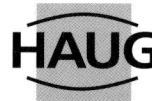